断食で子どもができた!

がんばりすぎない“奇跡”の不妊克服法

正木ひろこ

共栄書房

まえがき

「断食で子どもができた‼」

これがわたしに起こった〝奇跡〟です。

不妊に悩む女性や、妊娠を望むすべての方に、本書は「ひとつの方法」として、このわたしの断食体験をお伝えしたいと思います。

不妊でお困りの方はもちろんのこと、妊娠中の方にも参考になり、不妊以外での健康面でお困りの方にも、本書が役に立つよう心がけました。

わたしの名前をはじめて見た方がほとんどだと思いますので、簡単に自己紹介いたします。

わたしは、美容師として働いていましたが、結婚を機に夫と一緒に念願のメキシコへ渡り、紆余曲折あったもののこぢんまりしたレストランなどを経営していました。そして3年ほど前に帰国しました。

帰国後に突如体調不良に襲われ、その結果不妊となってしまったものの、断食療法に辿りつき、断食のおかげで子どもを授かることができました。その経験を活かしラジオのコメンテーターをしたり、現在は食と健康に関するサイトなどを運営しています。

不妊になる前は健康や食について関心が高い方ではありませんでした。コンビニ食が大好きで、弁当、からあげやおでん、ジュースなどを、週に何度も通い、大量に買い込むファストフードフリークだったのです。お酒も記憶が無くなるほど飲むこともしばしば……。ジャンクな生活をしていました。

「○○が健康にいい」といった情報をテレビで知ってはいても、それ以上健康について考えようとせず、「はやい」「やすい」「うまい」に勝るものはないというのがわたしのモットーでした。食べ物の影響や質などまったく気にしていなかったのです。

特にメキシコでの食生活は思い返してもヒドイものです。肉や揚げ物がメインのメキシコ料理を好きなだけ食べ、気がついたら見事なほどブクブクに太りました。体は常に重く、おデブな見た目が気になるストレス、さらに異国の地での言葉のストレスも重なり、当時は怒りっぽくなっていました。

31歳　無排卵、無月経と診断

日本に帰ってからは、身体だけでなく、精神的にも絶不調になりました。

今まで大きな病気をしたことがなかったわたしの身体も、ついに悲鳴をあげます。

頭痛、腰痛、アレルギー、接触皮膚炎などが出はじめ、ホルモンバランスの乱れから生理不順になったのです。

そして、２０１５年2月。31歳のときに、無排卵、無月経と診断されました。

そろそろ赤ちゃんが欲しいかなと考えていた、そんな矢先のことです。

「今のままでは、子どもはできない」

医者の宣告に、目の前が真っ暗になりました。

先生に言われるがまま、クスリによる一般不妊治療に入りました。

不妊治療はつらいものです。クスリの副作用もきつく、次第に「クスリに頼りたくない」

「不自然なことはしたくない」という気持ちが強くなり、このままでは自分の身体は壊れるのではないかと不安になりました。

混乱した気持ちを落ち着かせ、必死になってクスリ以外の方法を探し、導かれるかのように
「断食療法」にたどりつきました。

そして、「断食」をおこなった結果、奇跡は起きてくれました。

わたしは不妊症を克服できたのです……！

嬉しい福音は続き、アトピーなど困っていたこともおまけのように改善していました。

断食をすることによって、いかに食が大事で、尊いものか身に染みて感じました。

今までの生活習慣、食生活を見直すことができたのです。

不妊治療は〝総力戦〟

わたしのように、断食をすれば必ず不妊が治るとは限りません。不妊症（無排卵、無月経）の方のうち、何人が治るか、また、自然妊娠するようになるか、どれだけの効果があるのかは、わたしにははっきりとは言えません。

そもそも、断食が体質に合わない人、痩せすぎてできない人、重い病気があってしてはいけない人、さまざまな理由で断食が向いていない方もいますし、安易に始めると危険を伴うこともあります。

それに、断食が万能であり、絶対ということはありません。方法は人それぞれです。

知り合いに、突如ガンと宣告された方がいます。その方は、自分に合った療法を探しながらガンを無事克服されており、「人それぞれ、体質、生活環境、抱えているストレスも違う。みんなそれぞれの要因でガンになる。治り方も人それぞれだから、〝総力戦〟でいくことが大事」と教えてくれました。

不妊治療も、〝総力戦〟です。

クスリによる一般不妊治療や、高度生殖医療という対症療法のみに頼ることは避け、断食や食生活改善、運動、リラクゼーション、鍼灸、気功、漢方、アーユルヴェーダなどいろいろ取り入れて、総力戦で立ち向かっていくことが大事だと思います。

断食は最有力候補

不妊で悩む方の中には、すでに色々試されている方がいると思います。

その選択肢の中でも、最有力候補が「断食」だとわたしは思います。

「断食なんて修行でしょ⁉」「しんどそうだからわたしにはできない」と、ためらう方は少なくないでしょう。

ご安心ください。断食には、「半日断食」や「フルーツ断食」といった多様なやり方があります。自分にあった方法を選べば、想像するほど辛くはありません。

むしろ辛いどころか、体がスッキリして気持ちがいいと体験者は口をそろえます。

自然な身体のメカニズムを、意識的に働かせるのが断食です。

ほとんどの人が、これまでに1日中何も食べなかった経験を、すぐには思い浮かべられないと思います。朝を抜いてみたり、朝と昼を食べないことはたまにはあるかもしれませんが、1日、ましてや2、3日食べなかったことは、普通に暮らしていればないはずです。

そのため、断食はいわゆるある種のショック療法とも言えます。

断食はお金がかからない

第1章で詳述しますが、不妊治療はお金がかかります。治療によって妊娠できた人もいる一方で、かなりの金額をかけても妊娠できない方も大勢います。

その点、断食は基本的にはお金がかかりません。むしろ食費が浮いてお金も節約できます！お金がかからないので、ダメもとで試せるのが断食の魅力です。

不妊治療をするもしないも個人の選択の自由です。お金の使い方ももちろん個人の自由です。でもその大切なお金を、産まれてくる子どもの将来のためにとっておいてあげられたら……高額な治療費を払うことになれば、誰もが心の底で思うのではないでしょうか。

断食を信じるにはとまどいがあるかもしれません。すぐに症状が良くならず、やめてしまいたくなるかもしれません。

軽度の症状のものなら1度の断食で治ることもあるかもしれませんが、ほとんどのばあいは、何度も断食を繰り返して克服していくものです。

しかし、クスリ以外の可能性があるのなら、騙されたと思って一度やってみてほしいのです。不妊に限らず、断食で救われた人は少なくありません。

健康はお金をかけなくても手に入ります。

手に入れるための運命のわかれ道は、「知っている」か「知らない」かです。

断食を「知る」ことからはじまり、さらにいろいろな角度からも調べ、そして考え、最終的に自分が納得し、実践することが大切です。

断食で変われる

断食を続けるときに課題になるのが、本能的に出てくる「食欲」をどうやってコントロールするかということです。

「食」という欲求にわたしたちは強く支配されています。

つらい空腹時間を気持ちがいいと感じられるようになったり、体の休息時間として捉えることができるようになれば、食以外の多くの欲求もコントロールできるようになるのではないでしょうか。

断食は意識を変えるだけでなく、感覚を研ぎ澄まします。

この中でも顕著な変化が、「味覚」です。わたしは、野菜本来の味、塩や味噌、しょうゆなど、ほんものの味をもっと知りたいと思うようになりました。「量より質」へと変わったのです。断食をすることによって「現在の食生活、習慣を見直すこと」の大切さがわかるようになります。

そして自分の本来の能力が引き出されるのです。

願いはきっとかなう

あなたにどうしても伝えたいことがあります。

それは、「不妊なんか怖くない」ということ。

思いが強ければ強いほど、願いはきっとかないます!

さぁ、まずは一歩踏み出してみてください。

あなたの本能を呼び起こし、奇跡を起こすため、ぜひ一緒にトライしていきましょう!

正木ひろこ

断食で子どもができた！——がんばりすぎない〝奇跡〟の不妊克服法◆目次

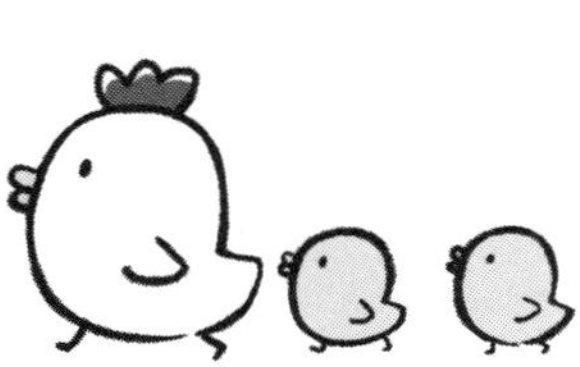

第1章　不妊症の原因「世界一の不妊大国日本」

そもそも、不妊とはどういうことなのでしょうか。治療できるものなのでしょうか。

この章では、不妊にまつわる〝そもそも論〟をわたしの体験をふまえてお話しいたします。

19人に1人

不妊症はかなりプライベートなことです。公にしない人も多く、体験談や情報は限られたものになりがちです。仲のいい友達であっても、不妊症のことは言いたくない、それどころか親兄弟にも知られたくないものです。

わたしのばあいも、夫以外には話すことができませんでした。

不妊の方の数が少ないわけではありません。

現在、不妊で悩むカップルの数が急激に増えています。

国立社会保障・人口問題研究所による、２０１５年実施の「第15回出生動向基本調査（結婚と出産に関する全国調査）」では、次のように報告されています。

「不妊を心配したことがある（または現在心配している）夫婦の割合は、35・0％と前回（31・1％）よりも増加した。

子どものいない夫婦ではこの割合は55・2％（前回52・2％）にのぼる。

実際に不妊の検査や治療を受けたことがある（または現在受けている）夫婦は全体で18・2％（同16・4％）、子どものいない夫婦では28・2％（同28・6％）であった」

不妊を心配したことのある夫婦は、じつに3組に1組を超えたとのことです。

そして日本産科婦人科学会のデータによると、１９９０年代の前半、ＡＲＴ（生殖補助医療）は、まだ年間2万件弱でした。ところが２０１５年には、42万４１５１件となり、治療件数過去最多を更新しました。今後もっと増えていくのではないかと予測されています。２０１５年に行われたＡＲＴでは、42万４１５１件中5万１００１人の赤ちゃんが生まれました。その年の全出生数は、１００万５６７７人になります（厚生労働省人口動態統計２０１５年）。

身近な数字に置き換えてみると、１９９９年の時点では１００人に１人だったのが、２０１０年には36人に１人、２０１３年には24人に１人に、そして２０１５年には赤ちゃん全体の19人に１人が体外受精で生まれた計算になります。知り合いの中にも１人はいるといった数字ではないでしょうか。

不妊は本当にストレスです！

これほど身近にある話とは思いもよらず、本当に驚きました。

芸能人が子づくりのために休業するなど、「妊活」「不妊」という言葉をメディアで見かけることも少なくありません。かつてより身近なニュースになっているのは確かです。

でも、不妊治療中の女性がどれほどのストレスを抱えて悩んでいるか、まだまだ知られていません。

妊娠できるという確証がなく、常に不安が付きまとう先の見通しがない治療に対し、不妊症の女性は、想像以上のストレスを感じています。

不妊症とは、日本生殖医学会の言葉を借りると、「なんらかの治療をしないと、それ以降自然に妊娠する可能性がほとんどない状態」です。

では、避妊をしない性交がおこなわれている夫婦の間で、どのくらいの期間妊娠しなかったら不妊症と考えられるのでしょうか？

日本産科婦人科学会では、「その期間については1年から3年までの諸説あり、2年というのが一般的でしたが、1年に短縮」としています（平成27年8月29日日本産科婦人科学会理事会決定）。

WHOでは2009年から不妊症を「1年間の不妊期間を持つもの」と定義しており、さらに妊娠を考える夫婦の年齢がより高い米国の生殖医学会でも、2013年に「不妊症と定義できるのは1年間の不妊期間を持つものであるが、女性の年齢が35歳以上のばあいには6ヶ月の不妊期間が経過したあとは検査を開始することは認められる」と提唱しています。

女性側の主な不妊原因

では、不妊症はどのようにして起きるのでしょうか。

まずは、女性側の原因から説明します。

「排卵因子」「卵管因子」「着床因子」「頸管因子」のトラブルに大きく分けられます。また、「卵子の質と量の低下」という「卵子の老化」が注目されていますが、この老化については後述します。

①**排卵障害**：卵子が正常に排卵されない状態が原因。

②**卵管障害**：卵管は子宮の左右に1つずつあり長さは約10センチメートル、直径は狭いところで1ミリ程度しかありません。この卵管が「詰まっている」「癒着している」状態を「卵管障害（卵管性不妊）」といい、受精卵が通れなくなり不妊の原因となります。

不妊症の30%がこの卵管障害と言われています。

③**着床障害**：子宮のトラブルやホルモンバランスの乱れなどにより、受精卵は無事に子宮まで運ばれるのですが、その後がなかなか着床しにくいという点があげられます。

たとえ着床したとしても早期流産してしまったり、着床状態が継続出来ない……というばあいに「着床障害・着床不全」の可能性があります。

④**頸管障害**：膣と子宮腔をつないでいる細い管を子宮頸管といいます。排卵の時期になると子宮頸管粘液の分泌量が増加して精子が子宮へと入りやすくなるのが通常の状態です。

この頸管粘液の分泌量の増加が十分でない状態になると、精子が子宮へ進めなくなり受精ができにくくなります。ホルモンバランスの乱れ、クラミジアの感染による頸管の炎症などでも引き起こされてしまいます。

⑤**その他**：子宮筋腫、子宮内膜症、先天奇形、抗精子抗体など。

男性側の主な原因

「精子の老化」も最近少しずつではありますが注目されてきています。

①**造精機能障害**：無精子症・乏精子症・精子無力症

男性不妊の原因の約90％が造精機能障害と言われています。

精子をつくり出す機能自体に問題があり、精子をうまくつくれない状態です。精巣や内分泌系（ホルモン分泌等）の異常などで引き起こされています。

原因不明のばあいや精巣近くにできる静脈瘤から起こることもある。クラインフェルター症候群などの染色体異常も発見されています。

②**精子通路障害**：造精機能に問題はないばあいでも精子を出す経路に異常があるケース。

主な原因は、過去に受けたヘルニア手術や性病感染症などによる精巣の炎症です。
③**性機能障害**：勃起障害EDや射精障害、成人男性がおたふく風邪によっておこる睾丸炎など。
④**その他**：ストレス、喫煙、肥満、糖尿病、病気や薬の影響などさまざまな要因があります。

不妊は男性側の問題も大きい

不妊症といえば世間一般では女性の問題と考えている人が多いと思います。わたしもそう考えていました。

しかし実際はそうではないと、昔から言われていたのです。

たとえば1926年に出ている『夫婦読本』という本がありますが、そこには「不妊の原因は女性だけではなく大部分が男性にあると言っても過言ではない、更に不妊の原因は40％〜46％は男性にある」とも書かれています。

1944年に厚生省健民局が出している報告書にも、「今までは不妊症の原因を女性の責任にしてきた感があったが、色々な研究の結果、男性により多いことが明らかになった」と書かれています。

その他、WHO（世界保健機関）の調査では、不妊原因のうち、女性のみ：41％、男性のみ：24％、男女とも：24％、原因不明：11％となっています。

パートナーと一緒に不妊治療に通った男性の話を調べると、「あくまで奥さんの付き合い」

として通院したばあいがほとんどです。

しかし、付き添いのはずが検査をしてみると、精子の数が極端に少ないとか、運動率が悪いと言われてしまったり、さらには「精子ゼロです」と言われてしまったりすることもあります。

精子の量が減っている

精液検査で、精子の数が1㎖中に1500万個を下回る状態を乏精子症といいます。精子の運動率やまっすぐに進む率、高速で動く率などもみて、総合的に判断します。

デンマークのN・スカケベック博士は、世界21カ国、約1万5000人の精子を徹底調査したところ、1㎖中の精子数は、1930年代は平均で約1億1300万個もいたそうです。

そしてその60年後の1990年代には、平均約6600万個と半減しました。

通常、精液1㎖中約5000万〜1億5000万個の精子がいるとされています。現在は、自然妊娠するには1㎖中2000万個以上が望ましいと言われています。

基準値以下だから妊娠しないというわけではありませんが、男性の不妊症基準（WHO　2010年改訂）は次のようになっています。
①精液量1・5㎖以上
②精子濃度1㎖中に1500万以上
③総精子数1㎖中に3900万以上（3900万未満のばあいは乏精子症）

④精子運動率40％以上（40％未満のばあいは精子無力症）
⑤正常形態精子率４％以上（４％未満のばあいは奇形精子症）

１万５０００個ほどしか精子がいない人や無精子の人も少なくありません。また、精子濃度は減少傾向なのが現状なようです。

「精子ゼロです」

この言葉に立ち直れないくらいに愕然とされる方が多いと聞きます。男として「不良品」の烙印を押されたようで傷ついてしまうと……。女性も同じです。女性もその思いと戦いながら、乗り越えようとしているのです。

このように、不妊症＝女性だけの問題ではないのです。やはり夫婦が揃って協力的になることが大事なのではないでしょうか。

次は夫婦で特に気をつけてほしい生活習慣についてお伝えします。

不妊の原因となる喫煙

タバコには４０００種類を超える化学物質が含まれており、心筋梗塞をはじめとした様々な健康被害は有名です。タバコは、不妊に関しても男女共に悪影響があります。

喫煙で血管が収縮して血流が悪くなり勃起しにくくなる。ＥＤ患者の喫煙率は80％を占めるといわれます。

喫煙で精嚢が小さくなり精液量が減少する、喫煙による卵子への影響は想像以上に大きいものである、というデータも発表されています。

松林秀彦氏（生殖医療専門医）のブログから要約してご紹介いたします。

「喫煙の妊娠への影響について、米国生殖医学会（ＡＳＲＭ）からオフィシャルコメントが出されています。

1　不妊症の13％は、喫煙が原因です。

2　喫煙はあきらかに生殖機能を悪化させ、1～4年閉経が早くなります。

3　喫煙者の男性の精液所見は22％低下し、タバコの本数に比例します。

4　喫煙は、流産と子宮外妊娠のリスクを増加します。

5　喫煙による胎児（受精卵）奇形率の増加が一因となります。

6　喫煙者は体外受精で妊娠するには、非喫煙者の2倍の回数を要します。

7　受動喫煙が多い方は喫煙者と同等になります」

タバコを吸っている女性は、吸っていない女性に比べて、1年以上不妊となる確率が3・4倍も高くなってしまい、タバコに含まれる有害物質によって卵細胞（卵子）をどんどん死滅させてしまうとも言われています。赤ちゃんを望むなら、夫婦ともにタバコは吸わないこと！

これは大事な条件ですね。

誰も教えてくれない！　精子に悪いこと

まず、精子を作る精巣の機能を保つ理想の温度は35度です。精子は熱に弱いので精巣の温度が上がれば精子形成は悪化します。

たとえばノートパソコンを膝上でやったり、ブリーフなどの股間に熱がこもりやすい下着の着用、その他にも、サウナ・長風呂も注意が必要です。

また、育毛剤にはフィナステリドという男性ホルモンを抑制する成分が入っているものがあります。このフィナステリドの副作用とは、性欲減退、射精障害、精子数減少とＥＤリスクが上昇します。副作用が起こるのは１・５～２・９％の確立です。

その他にも、自転車の長時間のライディングは「ＥＤ」を起こす一要因になるため注意が必要として、２０１２年日本性機能学会が発行した「ＥＤ診察ガイドライン」で指摘されています。

国際性機能学会が発行する論文誌「The Journal of Sexual Medicine」（２００８年8月号）にも、「ロードレースタイプのサドルは、ＥＤになるリスクが高い」と報告されています。

先の細いサドルはより強く圧迫されてしまうため、ときどきサドルから腰を浮かせてあげたりなど圧迫やすれをやわらげてください。自転車を日常的に利用する人は、目安として、片道１時間、往復で1日2時間以上乗ることは注意が必要です。

コーラやジュースは不妊にリスク⁉

デンマークの大学の研究では、コーラを定期的にたくさん飲むことによって男性の精子数が30％近く減少する可能性があると発表しています。ハーバード大学による「看護師健康調査」でも、カフェインが添加された炭酸飲料を１日２杯以上飲んでいた女性は、同様の飲み物を１週間に１回以下しか飲まない女性に比べ、排卵障害による不妊症のリスクが50％も高かったという結果が出ました。

カフェインが原因なのか、それとも炭酸飲料が原因なのかを「カフェインフリー炭酸飲料」に変え調査したところ、炭酸飲料の摂取と不妊の関連性がより強くなることがわかりました。もちろん炭酸飲料が直接不妊につながると断言することはできませんが、炭酸飲料やジュースには、特に果糖ブドウ糖液糖や人工甘味料などが多く入っているので控えめにすることが大事です。

お酒に関しては、今のところ、毎日大量のアルコールを飲み続けていると、男性ホルモンによくない影響があり、精子の数が減るというような関連性を明確に示した論文はないようです。しかし、記憶がなくなるまで飲んでしまえば性行為どころじゃないですし、もちろん体にも良くないです。なんでも〝やりすぎ〟はよくないということですね。

危険なトランス脂肪酸

トランス脂肪酸は、世界各国で健康への影響が研究され、その悪影響が指摘されています。妊娠においても、男女共に悪影響があります。

トランス脂肪酸はマーガリン、ショートニング、菓子類、ケーキ類、パン、揚げもの、冷凍ピザ、ファストフードなど色々な商品の中に含まれていますので気づかないことが多いかもしれません。知らず知らずのうちに摂り過ぎていることも……。

アメリカでは、米国食品医薬品庁（FDA）が、トランス脂肪酸の主要摂取源である「部分水素添加油脂（PHOs）」を一般的に安全な物質（GRAS）としては認めない、として2018年以降原則禁止と発表しています。

日本は、諸外国と比較して食生活におけるトランス脂肪酸の平均摂取量は少ないとされ、健康への影響は少ないと主張されている面もあるため規制はされていません。しかし食の欧米化が普通になった現在の食生活はどうでしょうか？　脂質に偏った食事をしている人も増えているはずです。

トランス脂肪酸の摂取量は、健常な若年男性の総精子数に反比例します。これは、摂取量が多ければ多いほど、精子数は減少してしまっているということです。女性の排卵障害による不妊症もトランス脂肪酸の摂取が多いと高まると、ハーバード大学公衆衛生学校の研究チームが発表しています。

環境ホルモンを避ける工夫をしよう

環境ホルモンはその名のとおり、環境中に存在して、人間を含めた動物の体内でホルモン様の働きをしたり、ホルモンの産生や分泌を変化させて障害を引き起こす物質の総称です。内分泌撹乱化学物質ともよばれ、ホルモンの働きをかく乱してしまうことで、不妊症や精子の数の減少を招くことがあると言われています。

「国際内分泌学会は、内分泌撹乱化学物質（環境ホルモン）がヒトの妊娠に悪影響であると結論づけています。特に、ダイオキシンやＰＦＯＡの影響についての報告が多くあります」（前ブログ）

その他にも、ビスフェノールＡ、フタル酸などの環境ホルモンも男女共に不妊に関する悪影響があると報告されています。

ビスフェノールＡとは、ポリカーボネート製のプラスチックを製造する際やエポキシ樹脂の原料など広く使われています（食品や飲料品の容器、哺乳瓶、缶詰のコーティングなど）。なんとアメリカでは、全体の人口の95％以上の方の尿からビスフェノールＡが検出されているようです。

続いてフタル酸エステル類とは、フタル酸とアルコールがエステル結合した化合物です。これは、プラスチックを軟らかくしたり、加工しやすくしたりするための可塑剤として、樹脂や塗料、医療器具（点滴バッグ、チューブ）、フィルム（食品包装、衣類包装）、化粧品などに幅広く使われています。

環境ホルモンとはまた違う問題ですが、２００８年日本生殖学会（不妊学会）にて、水銀とカドミウムは女性不妊（子宮内膜症）の発症に何らかの影響を及ぼす可能性が示唆されたとの発表がされています。

すべてのものを避けることは難しいですが、なるべく避ける工夫をしていきましょう。

不妊治療は「出口の見えないトンネル」

不妊治療の結果がでなかったり、着床しても流れてしまったりなど、心身に負担やストレスを強く感じるのはやはり女性の割合が大きいと思います。

不妊が与える精神的ストレスの深刻さは、ガンやエイズなどで余命宣告を受けたばあいと同等であるという専門家もいます。

不妊治療を始めて運よくすぐに授かればいいのですが、長くなればなるほど、心身ともにストレスもたまり疲れてしまうのは必然です。

心の不安定、体のだるさ、うつ状態になってしまう「精神的な苦痛」。

加えて、毎日病院へ通い、採血・内診・注射等を受ける「肉体的な苦痛」。それに、受けた治療に対する支払いの「経済的な苦痛」。

これらを幾度も繰り返すのです。

不妊治療は「出口の見えないトンネル」と言われるゆえんです。

わたしのばあいも、年齢的に周りの友人がどんどん妊娠出産していき、親たちからは孫の催促……。もちろん誰も悪気はないのだけれど、人に会うたび「子どもまだなの？　そろそろ？」と聞かれる。親しい人たちの出産ラッシュなど、そんな状況で心の中ではムカムカしていました。

不妊治療が長引けば長引くほど苦しくなっていくのは、経験した人にしかわからないものがあります。心が壊れそうになり、いろんなことが憎く思い、そんな風に思う自分にも嫌になってしまったこともあります。

不妊治療で苦しんでいる人の話を聞くと涙があふれてしまいます。

不妊治療を受けている女性の60～70％は精神的な抑うつ状態にあるとも言われています。

頑張れば授かるのか、このまま信じて続ければ授かるのか？

それとも、もしかしてこのままずっと授からないままなのか……。

それが全く見えないまま進めていくしかない不妊治療、やめどきもわからない……。

その間の精神的・肉体的負担、金銭的負担……まさに「出口の見えないトンネル」に陥ってしまいます。

各国の体外受精の実施件数――日本は世界一多い

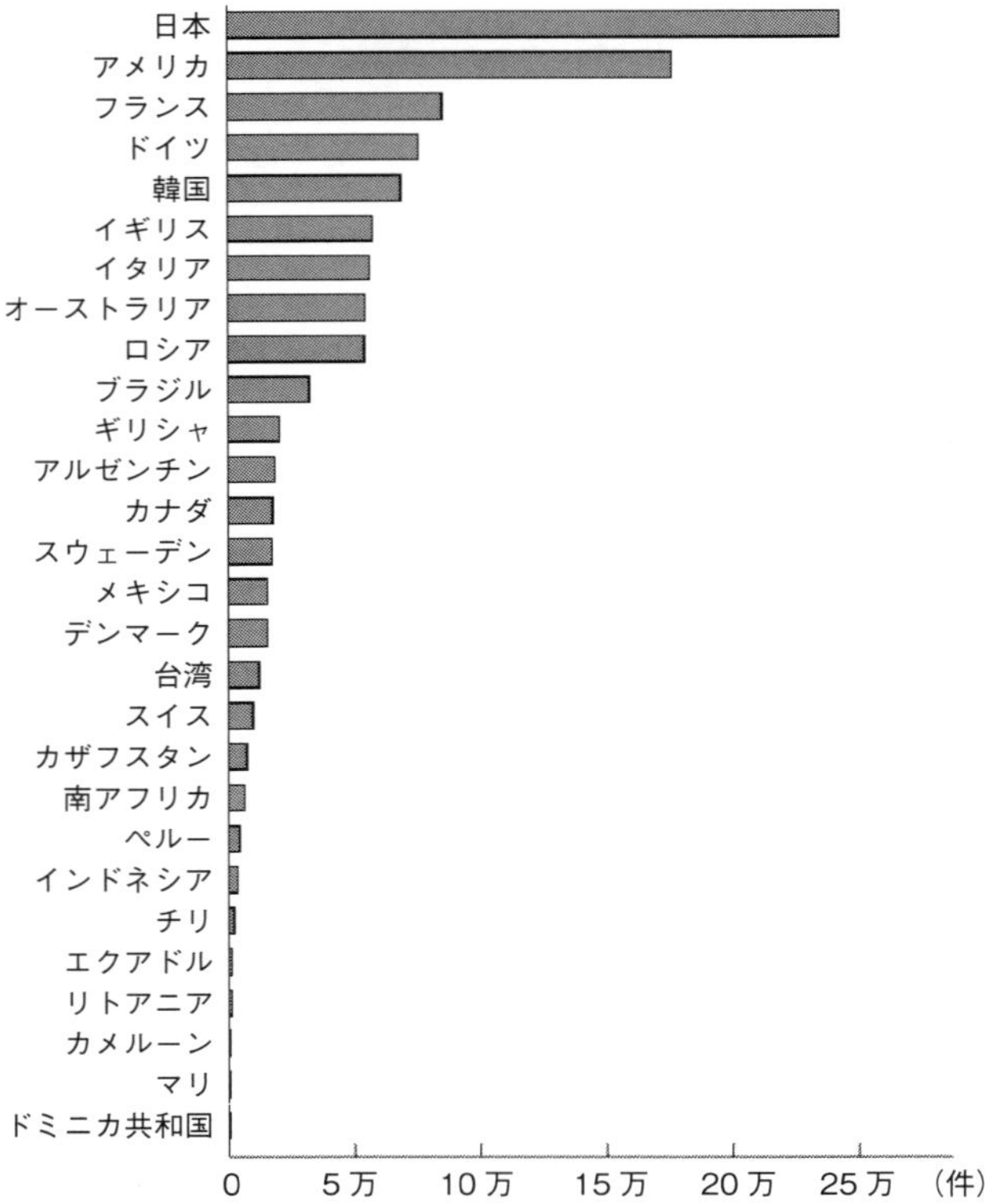

顕微授精、体外受精、胚移植を合わせた件数。日本は、治療成績は低いが、治療件数は世界一多い。

ICMARTが2016年に発表したレポートより。2010年の60カ国・地域のデータから抜粋して作成。

出所：『不妊治療を考えたら読む本』浅田義正・河合蘭共著、29頁

各国の体外受精による出産率——日本は世界最低レベル！

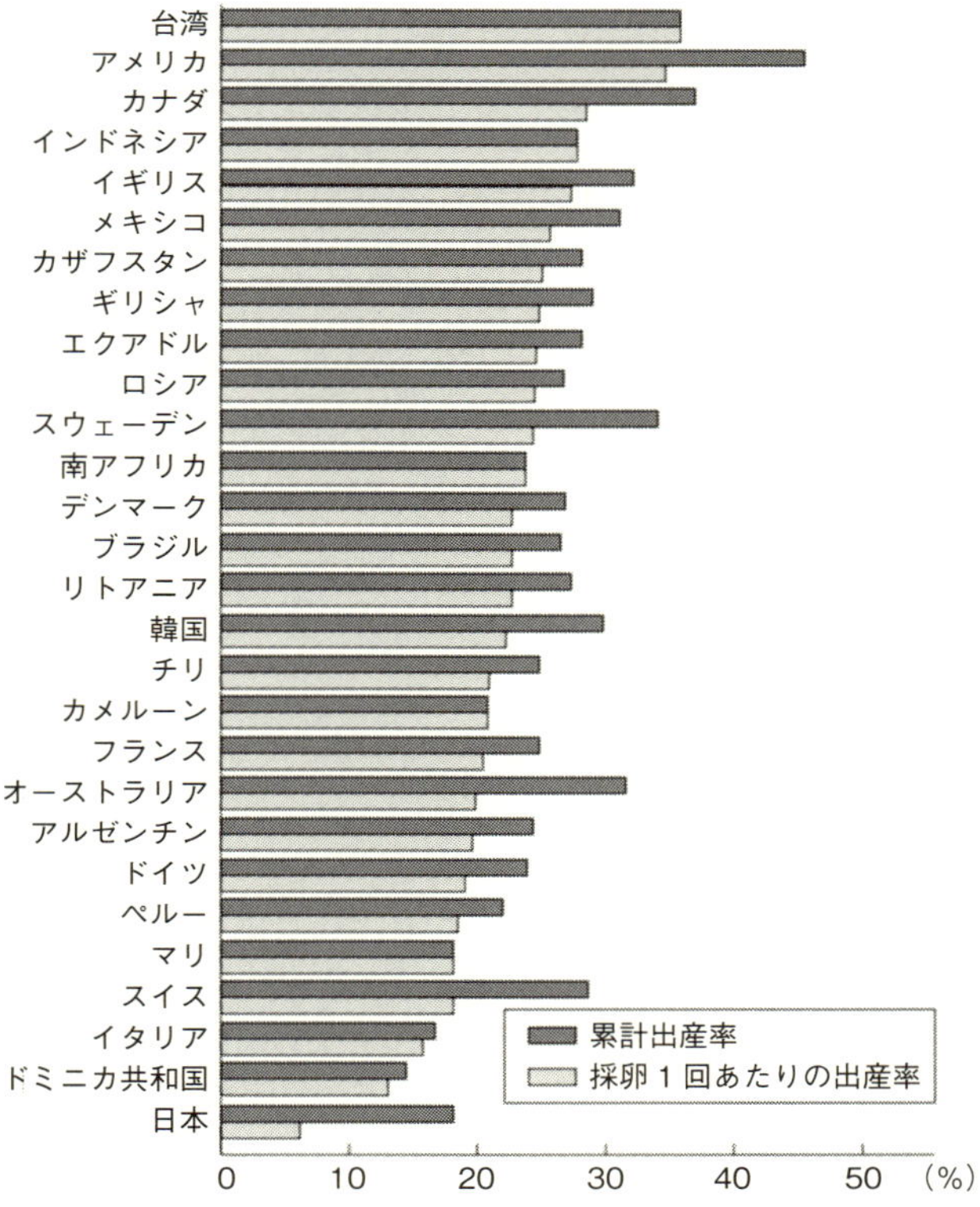

顕微授精、体外受精、胚移植を合わせた件数。意外にも、日本は不妊治療で妊娠・出産する確率が極めて低いことがわかる。

ICMART が 2016 年に発表したレポートより。2010 年の 60 カ国・地域のデータから抜粋して作成。

出所：『不妊治療を考えたら読む本』浅田義正・河合蘭共著、31 頁

〝世界一の不妊治療大国日本〟の出産率は世界最下位

日本はＡＲＴ（生殖補助医療）の実施件数が「世界一」多いのに対して（60カ国・地域中第1位）、出産率はその真逆で何と60カ国・地域中「最下位」という驚きの事実（1回の採卵あたりの出産率）。じつは「妊娠できない不妊治療」が世界で一番おこなわれている国ということなのです。

不妊治療専門のクリニックは全国に約６００軒ほどあります。２０１０年の体外受精の件数は約24万件。世界第2位はアメリカですが、その2位のアメリカの約１・６倍になります。治療数は断然多いのに、実際に治療によって子どもが生まれている数は、アメリカの半分にも満たないのです。

自然だけがいいわけではない

クスリによる治療の開始年齢が遅い傾向も一因とされています。

クスリにできるだけ頼りたくない、自然に妊娠したい、お金の経済的事情など、それぞれの思いや事情があり、自然療法やクスリに頼らない治療に時間をかけすぎて、本格的な不妊治療に切り替えるときには、妊娠できる卵子が少なすぎてなかなか妊娠に至らないというケースもあります。見極めが難しい分、自分の判断では限界があると思います。

色々チャレンジするばあいは、期限を決めてトライしていくのがいいのかもしれません。

それこそ信頼できる先生と出会い、不妊治療を続けて無事妊娠し出産される方もいますので、まずは自分で判断する前に病院で状態などを調べてもらうのも大事なことだと思います。

わたしもまず病院で自分の状態を知り、その後クスリに頼る治療を辞め、自身の自然治癒力を信じ、断食を選択しました。

無排卵も治り、自力で妊娠できると信じていましたが、不安もありました。

このまま薬をやめて大丈夫なのか？

本当に生理不順も治り無排卵、無月経が治り自然妊娠できるものなのか？

わたしは医師でもないので確実なことはわかりませんでしたが、断食で妊娠できたという症例も書籍で見たり、少ないですが実際に話でも聞いたことがあったのでまずは信じて試してみることにしました。

期間を決めてトライしたわけではなかったのですが、何度か断食の回数を重ねていくたびに自分の中で不安はなくなり、確信に変わった瞬間がありました。

「わたしの周りでは不妊治療なんてやっているなんて聞かないけど」と思っても、それはあなたが知らないだけかもしれません。

「わたし不妊治療しているんだ」なんて公言する人の方が珍しいのではないでしょうか？

やっぱり言いたくないし、知られたくないのが心情です。じつは何年も治療に取り組んでいた、という人は意外と身近にいるものです。

気になるお金の問題――不妊治療費

治療内容や施術期間、病院などで大きく異なりますが、不妊治療にかかるお金の目安とはどのくらいでしょうか。

高度治療になるとほぼ自費になってしまい、治療費も高額になります。人工授精や体外受精、顕微授精で受ける検査や治療などは、ほとんど健康保険が適用されないからです。さらに、自費診療だと、病院独自の料金設定があるため、たとえ同じ治療内容でも、値段が変わってきます。

一方で、国や地方自治体による助成金制度もあるので、ご自身が該当し使えるようでしたら積極的に活用されるのがいいと思います。

次は不妊治療費の目安です。

①基本検査費用（血液検査や超音波検査、卵管造影検査など合計料金）：約４万～６万円

②タイミング療法：１クール約１万～２万円

③人工授精：１クール約１万～３万円

※その他かかる費用（超音波検査、精液検査、排卵誘発剤、ホルモン検査代など）：初回合計約４万～10万円

④体外受精（採卵～胚移植まで）：約25万～30万円

※その他かかる費用（超音波検査、精液検査、排卵誘発剤、ホルモン検査、胚盤胞培養、余

剰胚凍結代など）：初回合計約20万〜80万円
⑤顕微授精（採卵〜胚移植まで）：約12万〜60万円
※その他かかる費用（超音波検査、精液検査、排卵誘発剤、ホルモン検査、胚盤胞培養、余剰胚凍結代、アシステッドハッチングなど）：初回合計約40万〜80万円
人工授精自体は2万円弱でも、その他に検査や薬代などもろもろ入れると結局10万円近くかかることも。

体外受精も病院や人それぞれ値段はさまざまですが、検査、薬代全部含めて1回100万円かかったという人もいるそうです。

自費だけではきついと思いますので、助成金など使えるものを探してみてください。

不妊治療費の助成対象となる人

不妊治療には助成金制度があります。

「特定不妊治療費助成制度」といって、2004年からスタートしました。

しかし不妊治療全般に対しての助成制度ではなく、特に保険が適用されない高額な体外受精と顕微授精の治療費用を軽減するための制度となっています。

医療費助成の対象となるのは、治療開始時に法律上の婚姻をしている夫婦です。

事実婚は対象になりません。また、それ以外にも、助成を受けるためには要件を満たす必要

があります。
①特定不妊治療（体外受精・顕微授精）以外の治療法によっては妊娠の見込みがないか又は極めて少ないと医師が診断したこと。
②指定医療機関で治療を受けたこと。
③申請日の前年（1月から5月までの申請日については前々年）の夫婦の合算の所得額が730万円未満であること。
そして２０１６年から年齢制限が42歳以下と変更されています。

また1回15万円まで、通算5年間10回までという条件も変更され、１回最大15万円まで、39歳までは6回まで対象となり、40歳以上になると初年度３回、次年度以降２回となりました。

今現在日本では、不妊治療をおこなう人がどんどん増え、２００４年では約25億円の助成金だったものが、２０１２年には２００億円に増えました。驚くほどの増加です。

それだけ困っている方は多いのです。

「出産できる限界の年齢がある」って本当？

不妊治療では、年齢が上がるとともに多くなる体外受精ですが、残念ながらその成功率はどんどん低下していきます。

２０１５年の成功率を見てみると、30歳で21・５％、35歳で18・４％、40歳で9・１％、43

歳で3・0%、45歳で0・9%とグッと減少してしまいます。

そして妊娠しても流産などの可能性は、40歳では34・6%ですが、43歳では半数の52・4%、45歳では半数以上の63・2%となります（『日本産科婦人科学会ARTデータブック』2015年PDF版）。

出産適齢期という言葉もありますが、「ではいったい何歳までに妊娠しなければならないのか」と聞きたくなりますよね。でも実際は、人それぞれ違うので、一概に「何歳まで」とは言えないと思います。

極端ではありますが、50歳前後で妊娠される方もいれば、20代で閉経してしまう方もいらっしゃるようです。

しかし目安として、一般的に出産可能と言われる年齢の限界は、閉経の10年くらい前と考えられています。閉経年齢は平均的には50歳前後と統計がでているので、そこから逆算するとだいたい40歳くらいになります。

たとえば避妊も人工妊娠中絶もほとんどない時代の歴史を見ても（1986年に『サイエンス』誌上で発表された統計によると）、出生率は20代前半がピークで、その後は少しずつ下がっていくと記載されています。

40代前半の出生率は、20代前半の2分の1から4分の1程度になってしまい、その理由の一因として、年齢が上がると子どもが生まれにくいのは、流産が多いためでもあります。40代後半になると、約8割が妊娠しても流産となってしまい、出産に結びつくのが難しくなってしまいます。

卵子の数はどんどん減っていく

女の子が、お母さんのお腹の中にいるときには、「卵母細胞」というものがたくさん作られます。この数は胎児の時がピークで約700万個ほどあります。

しかし妊娠4ヵ月の時点で「卵母細胞」を作り続けていた細胞は、卵巣から消えてしまいます。そこからは、卵子は新しく作ることができなくなり、減る一方となります。

生まれる頃にはすでに100万〜200万個程度に減ってしまい、思春期で初潮を迎える頃には、卵子の数が約20万個程度になってしまいます。

その後も若い女性ならば毎日約30個のペースで卵子は無くなっていき、そして卵子の残りが約1000個になると、月経周期がうまくいかなくなり、閉経となります。もちろんこれは個人差もありますので一概にはわかりません。

年をとるのと同じことで、卵子の老化は女性ならば誰にでも起こる現実です。

一度老化してしまった卵子は若返りすることができず、遺伝子や染色体にも異常が起こりやすくなり、受精もしにくくなってしまう、と言われています。

卵子の老化は止めることは無理でも、老化に少しでも「待った！」はかけられます。

卵子の老化の原因の一つは「酸化ストレス」です。

体内で過剰に活性酸素が発生してサビ付いた状態を「酸化ストレス」といいます。

精子においても、酸素濃度の高い環境では精子の運動能力が低下することを確かめた調査では、「活性酸素の発生量が多くなったことにより、酸化ストレスが増加し、精子の運動性能を低下させたのではないかと考えられ、抗酸化剤を投与したところ精子の運動性能が回復した」ということでした。

このように、「精子・卵子の老化」を防ぐのに重要なのが活性酸素を減らすこと、そして抗酸化力を高めることです。

抗酸化力を高めることとは、半日断食（1日2食）や生活習慣を見直すことなどです。半日断食については第6章、生活習慣については第7章で詳述します。

女性ホルモンの減少と「卵子の老化」

また、妊娠力は年齢とともに落ちていきます。

特に30代後半以降は1年ごとに低下が加速してしまい、反対に流産率は上がるので、妊娠できても出産までいかない人が増えてくるという背景にあるのが、卵子の老化と言われています。

体外受精でも、女性が30代前半までなら、質のよいと言われる卵子が多数採れ、1回の体外受精で出産する確率は比較的高い（20％程度）といわれています。

40代前半になると、出産までいく質の高い卵子が採れる割合はやはり少なく、体外受精の出産率は1回1～8％程度とかなり低くなってしまいます。

でも自然の仕組みはよくできていて、妊娠のチャンスはあります。

それなのに、何かと理由をつけてわたしたちは自ら見送ってしまっているのが現状です。

わたし自身もまさか不妊症になるとは考えなかったので、30代に突入しても「子どもはあと3年後くらいかな～」と言っていました。

医療法人浅田レディースクリニック理事長の浅田義正先生は、著書の中で「女性は30歳になったら、誰でも一度はAMH検査を受けておくべきだ」とおっしゃっています（『不妊治療を考えたら読む本』ブルーバックス）。

AMH検査とは、卵巣の中に残っている卵子の数の目安がわかる検査です。

AMHは血液検査で簡単に調べられますが、値段は保険適用外のため5000円～1万円程度かかります。多嚢胞性卵巣症候群の発見や現状の卵子の数を知ることができます。

しかし、あくまで卵子の数を測るものであり、卵子の質ははかれません。

AMHの数値が高いからといって、それがイコール妊娠しやすいとはなりません。

これも極端ではありますが、たとえ卵子の数がたくさんあったとしても、赤ちゃんになれない卵子ばかりかもしれません。その逆で、AMHが低かったとしても、赤ちゃんになれる卵子がたった1個でもあれば妊娠する可能性があるということです。

数字に振り回されるのはよくありません。しかし、こういった検査で自分の体の現状を知っておくことは悪いことではないと思います。

不妊治療と他の病気に違いはあるのか?

不妊症の原因の多くは、複合的な要素が原因となって、複雑に絡み合って不妊という形になってあらわれてしまいます。

人間の体は本当に不思議なものです。

科学や数字ではわからないことはたくさんあるのでしょう。いやむしろ科学や数字でわかっていることの方が少ないのかもしれません。

たとえばやけどや骨折など目で見てわかりやすい症状が出ていれば、病院に行き、検査や診察をしてもらい、症状に合った治療やクスリを出してもらえます。

頭が痛い、お腹が痛い、そんな時も診察してもらい頭痛薬などを処方してもらったりします。しかし体全体を見ず、症状だけを見て診察すれば、見おとすことも多い気がします。

もしかしたら本当の原因は歯の噛み合わせであったり、腰痛からきていたり、それこそ脳が原因だということもあることでしょう。

それを間違いなく探し当てるのは、難しいことではないでしょうか。

病院に行き、どんな病もピッタリ原因を当ててもらい、治療法を診断してもらいクスリで治せたら、この世に病気は無くなっていてもおかしくありません。

しかし現状風邪などを病院のクスリでは治せないように、不妊治療もなぜ妊娠できないのか、どこが悪いのか、何が原因なのか、はっきりとはわかりません。検査の結果は正常だったり、仮に何か問題が見つかったとしても、本当の原因までは特定できないことがほとんどのようです。

何かしらの原因があり、その中のどこかのプロセスで障害が起きているのはわかっていても、原因を明確に追究することは現医学では不可能と言われています。

もちろんいろんな検査をして疑わしき要因を探し、それに合うクスリや手段で治療をしてもらえます。

治療のおかげで妊娠、出産されている方もいます。特に顕微授精は、男性不妊で困っている方にとっても大きな助けとなり、10年前なら不可能だった問題もクリアできるようになったのが今の時代なのです。本当にすごいことだと思います。

その反面、不妊治療もやはり対症療法なんだということもみえてきます。

対症療法であり、根治療法ではありません。そもそも不妊治療は根治をめざしているものではありません。

日本は生殖補助医療の治療件数世界一にもかかわらず、出生率は世界最下位という現実。

医療に頼るべき時は頼りつつ、日々の生活で自分の体を自分で立て直していくことが、やはり一番大事なことだと強く感じます。

第2章　なぜわたしが不妊症になったのか

〝世界一の肥満大国〟メキシコでの食生活

わたしは、今まで大病にかかったことはなく、自分の健康について考えたこともなかったほど、健康体そのものでした。そんなわたしが不妊と診断されました。いま振り返ってみると、それほどの負担を体に強いていたのだなと思います。

まずは、わたしがどういう生活を送ってきたのかお話しさせてください。

わたしは数年間メキシコに住んでいました。実際に暮らしてみると、メキシコはそのイメージ通りでした。テキーラとサボテンの国で、それはもう、アミーゴで陽気な人たちでいっぱい。

そんなメキシコのもう一つの顔は、〝世界一の肥満大国〟だということ。

メキシコの陽気な生活に染まっていくにつれ、わたしはもう一つのイメージにも律儀に順応していきました。遠目でもわかるほどの〝ちびデブ〟になってしまったのです。

メキシコ料理といえば、タコス！　いろんな具材をトルティーヤで巻き、サルサソースで食べる国民食です。わたしの食生活もタコスに始まり、肉や揚げ物をペロっと平らげる生活を続け、食べ過ぎてしまいました。

至極当然の結果として、立派に太っていきます。もちろんわたしだけではなく、夫も太りました。メキシコ出発前は、身長150センチ弱で45キロありました。体重はあるかもしれませんが、筋肉質のため引き締まっており、普通体型でした。

この時の体のバランスが、わたしにとって適正体重だと思っています。そしてメキシコ生活を経て、日本帰国時には60キロ、BMIは28・5になっていました。この時点で排卵障害はすでに起きていたのだと思います。

笑うしかない。いや、笑えない。人と会いたくない。

このままではヤバい！　と焦り一念発起して、数々のダイエットに挑戦。まずは食事量を制限し、カロリー計算を必死にやりました。

ダイエットで心身ボロボロに

食事量を減らすと始めは痩せましたが、少し経つとストレスで食べたくなってしまい、リバウンドしてしまったり、精神的にもしんどくなっていきました。

気ばかり焦って思うように痩せられず、脂肪はなかなか落ちません。食事を制限するため、筋肉もつきづらく、辛くなっていく。運動も1日のノルマを決めて頑張りますが、こなせないと焦る。そして一人で落ち込んでしまいます。気合いを入れて続けるものの、精神的に限界になり、たまに大声で泣いたこともありました。

ちょっと痩せたかと思えば、ストレスからリバウンド。ダイエット生活のストレスに加えて、帰ってきて久しぶりの日本での生活は嬉しい反面、真面目できっちりした生活リズムはメキシコ生活とのギャップが激しく、相当ストレスがたまっていたのです。

太った自分への嫌悪感と苦しいダイエット、一向に痩せないイライラ……わたしの体は限界が来たのでしょう。とうとう体調を壊してしまいました。

28～30日周期でちゃんと来ていた生理が、突如パタッと来なくなってしまったのです。ホルモンバランスが完全に崩れ、最悪の状況に陥っていました。無排卵、無月経になってしまい、不妊治療をしなければならなくなったのです。

そうです。わたしの一番の原因は「食べすぎ」「太りすぎ」から始まった、「ダイエット」と「ストレス」でした。「日々の食生活」「運動不足」「血の巡り不足」とさまざまな要因が浮き上がってきました。

そもそも生理不順ってなんだろう

個人差はありますが、月経の正常周期は25～38日間のサイクルです。この正常な生理周期を外れて、周期が長くなったり短くなったりするのが生理不順です。

月経周期の数え方は、「前回の月経が始まった日から次の月経が始まる前日までの日数」です。ピッタリ1ヶ月で月経が来なくても、予定日より数日前後するのは普通ですし、正常です。月経周期が24日以下だったり39日以上だったりしたばあいは、「生理不順」ということになります。

「無月経」のばあいは、3ヶ月以上全く月経が来ないときで、生理不順よりもより深刻な状態と言えるでしょう。その他にも月経期間がダラダラと8日以上続く状態を過長《かちょう》月経といい、また出血量が増えたり経血にレバー状のかたまりが混じったり月経痛がひどいなどの症状のことを過多《かた》月経といいます。

逆に経血量も極端に少なく、ナプキンの表面に経血がわずかにつく程度で終わってしまうような状態を過少《かしょう》月経といい、月経が2日以内で終わってしまうばあいを過短《かたん》月経といいます。

それらの一要因として現代社会の生活も問題になってきます。

仕事のストレスに加え、パソコン業務などで頭や目を使いすぎ、座りっぱなしで猫背がち、というワークスタイルも珍しくありません。猫背は子宮を圧迫しますし、椅子に座りっぱなしでいると当然運動不足になってしまいます。忙しいと食事の準備も満足にできませんから、食の不摂生（暴飲暴食や外食、レトルトばかり）や、夜更かし、睡眠不足になりがちです。

ストレス、食生活、運動不足などさまざまな原因が重なり、血の巡りが悪くなってしまうと子宮にも悪影響を及ぼします。

太りすぎは無排卵や無月経、生理不順になりやすい

ＢＭＩ値が高い人は、傾向的に卵巣年齢が高齢化、多嚢胞性卵巣症候群の可能性が高まり、月経不順になったり、妊娠しにくくなったりします。

わたしのように急激に太ってしまった方でも、長年にかけて培ってしまった肥満の方でも、無理なく自身の適正体重にもっていくことがとても重要です。

肥満を解消するだけでも、「今まで生理不順だったのが、決まった周期で来てくれるようになった」方や、その他にも「生理痛が軽くなった」など効果が出る方が多いようです。

飽食を積み重ねれば、その処理だけで体が追い付かなくなってしまい、生殖力・妊娠力が低下してしまうのです。食べすぎは、生理機能が弱くなってしまうということです。

せっかく妊娠したとしても、ＢＭＩ25以上の人は、それ以下の人に比べて流産率が１・31倍も高かったという報告もあります。

女性の標準は、ＢＭＩ18・５～25で、22あたりが最も病気にもなりにくく、妊娠もしやすい体型の値となります。

やせすぎも危険！

個人差があるので一概には言えませんが、一般的に元の体重から10～20％ほど体重が減少すると生理が止まってしまうことが多いです。ＢＭＩ値が18を切ってしまったり、体脂肪率も

20％以下になってしまうと生理不順になってしまう可能性が高くなってしまいます。

子宮のリセット　生理でデトックス

今まで辛かった生理だったとしても、これからの生活習慣を少し意識して変えてあげるだけで、毎月の痛みも軽くなり、気持ちのいい生理が来るようになります。

生理は1ヶ月に1回、体と子宮に溜まった汚れや老廃物を排出しデトックスしています。毎月の生理が苦痛で最悪だ、と思っている方は少なくないと思いますが、女性はとてもラッキーなんですよ。無料でエステよりも効果のあるデトックスをしているようなものなのです。生理がしっかり来てくれるためには、「太りすぎ」「痩せすぎ」「食べ過ぎ」「日々の食生活」「運動不足」「血の巡り不足」に注意することが大切です。

そして不快な生理痛などを防ぐには、布ナプキンを使用したり、布ナプキンが不安であれば普段の生理ナプキンの上にティッシュを置き、直接ナプキンが肌に触れないようにしてあげましょう。その他にも、経血コントロールを取り入れたり、ゴムによるウエストや下半身の圧迫をなるべくさけることが大事です。

パンツなどの下着でウエストを締め付けると骨盤内臓器の血液循環が悪くなるため、たとえばふんどしを使ってみたり、夜寝るときだけでもノーパンで過ごしてみるのもいいと思います。わたし自身もこれで今まで辛かった生理痛が嘘のように軽くなりました。

無排卵無月経という現実

さて、無排卵無月経とは、生理もなく排卵も起きていない状態をいいます。わたしがこの状態だったのですが、その他にも無排卵月経というばあいもあります。ある程度月経周期が規則的で生理はあっても、排卵はしていない状態です。

どちらにしても完全に排卵がない状況であれば妊娠は難しいといえます。

女性の体はとてもデリケートなので、ちょっとしたストレスで排卵が遅れたりします。基礎体温の変化としては、無排卵のばあいは、プロゲステロンが正常に分泌されず、体温がずっと低温のままになってしまいます。そのため、低温期と高温期の差などもなく、バラバラのグラフになったりします。わたしはまず自分の体を知ろうと思い、基礎体温を3ヶ月を目安に毎日つけるようにしました。基礎体温を正確に測るのはとても難しいです。たとえばちょっと動いてしまったり、その日の体調や測る時間で体温はかなり変動してしまいます。

そのため、現在の生殖補助医療の現場からすると、基礎体温はあまりあてにならないものと位置づけられています。しかし素人のわたしたちにとって、体温を目安にすることは、自身の体調の変化、流れを知る良いきっかけになります。

自分の平常時の体温は何度だろうか？　そして生理周期を把握し、「低温期・高温期」はどういう状況になっているのか？　目で見てわかるように、基礎体温を最低2、3ヶ月計測してみてグラフにするのが、自分の体を知る一番の近道だと思います。

現在は基礎体温をグラフにして管理できるスマホのアプリなどもたくさん出ていますので、それらを利用すると大変便利です。

基礎体温の変動の流れがわかり、自分の状況を把握できれば、無理に続けることはなく、目安材料の一つにする程度がいいでしょう。

20歳以上の方で約60日間ずっと基礎体温が低いままのばあいは、排卵していないという「無排卵無月経」の状態の可能性が高いです。

わたしのばあいも、無排卵の時は低体温の状態がずっと続いていました。

体温の目安

人間は36・5度以上の体温で正常に体が機能するようにできています。

現代社会では、食生活や運動不足、ストレス、環境問題など色々な問題で低体温の人が増えており、大人だけでなく子どもの低体温もニュースになったりしています。

「冷えは万病のもと」ということわざ通り、体温と病気は密接な関係があります。

『「食べない」健康法』で有名なイシハラクリニック院長・石原結實先生の著書に、体温の目安が記されていました（『「体を温める」と病気は必ず治る』三笠書房）。

34度：溺れた人が救助された後、回復できるかどうかのボーダーライン

35度：ガン細胞が最も増殖する
35度5分：日常的に続くと排泄機能の低下、自律神経失調症、アレルギーがあらわれやすい
36度：時々震えが出る（熱を産生しようと、筋肉を動かそうとするため）
36度5分〜37度：最も健康的で免疫力が高い状態

わたしの当時一番体調が悪かったときの体温は34・60度ほどでした。もちろんこれほどの低体温は1度きりでした。他のときは大体35・68度など、いずれにしろ低体温でした。その時は知識もまだなかったので、ちょっとヤバイかな……というくらいの認識でしたが、体には見えないところで、怖い変化が起きていたのです。

ホルモンバランスが崩れた時の実体験

ホルモンバランスという言葉を耳にすることは多いと思います。

不妊、生理不順、ダイエットなどに深く関わるキーワードですが、このホルモンバランスが崩れた時の実感について、ピンとこない方も少なくないのではないでしょうか。

わたしの実体験では、急に寝汗が尋常じゃないくらいに出始めました。全身本当にビショビショ。もちろん布団もグッショリ……。加えて、普段夜中に目が覚めなかったのに、布団に入った1時間半後、そして5時間後に目が覚めるようになりました。

それから足の指の第一関節付け根の裏側がありえないほどの青紫色に！

何だかおかしいなと疑問に思いながらも「疲れているから」とやり過ごしていました。

狂ったようにケーキを食べた日

しかし、ちょっと歩いただけでも下半身がドッと重く感じるようになり、我慢して無理に笑顔を作ることにも限界を感じました。楽しく過ごしているつもりでも、顔に隠し切れなくなり、親しい人などからも、「疲れたの？　大丈夫？」と心配そうに声をかけられるまでに。

一番驚いたことは、チョコや生クリーム、あんこなど甘いもの全般が無性に食べたくなったことです。元々そこまで好きではなかったはずなのに……。

ある日、パーティー用のケーキを買いに行く時に、初めて自分のその異変に気付きました。

これまでケーキ屋さんには興味がなく、入ったことはほとんどありませんでした。

しかしまばゆいショーケースを見た途端、激しい衝動に駆られ、「好きなもの何個でも買っていいよ」と言われた手前もあって、人生初のケーキの大人買いをしてしまったのです。

塩チーズケーキ、チョコシュークリーム、コルネ2本、ガトーショコラ半分。

気づくと夢中になって4個半ものケーキを一気に食べ尽くしていました……。

その時の光景を見ていた夫は、「食べてる時の顔が強ばっていておかしかった」と言っていました。

食べ終わると全身がかゆくなり、目も急にショボショボして、憂鬱で胸が重苦しい状態になりました。血糖値の乱高下によって、体がびっくりしたのだと思います。

それくらいにわたしのホルモンバランスは崩壊していました。

無月経とクスリ漬けのはじまり

自分の体調をおかしいと思いながらも、ストレスや疲れだと思い過ごしていたところ、いつもは定期的にやって来る月経が来なくなりました。すぐに連想したのが妊娠の可能性です。ところが、子宮の中に生命が宿った感覚は全くありません。

それにもかかわらず、体の調子は、異常な寝汗、全身の気だるさ、食欲異常に苛立ちといった妊娠初期の症状と一致していました。

おかしいなと思い首をかしげていました。ちゃんと母になれるか不安な気持ちとワクワクする気持ちを抱えながら、病院に行きました。読者のみなさんもご想像がつくかもしれませんが、医師からは即答で「陰性です、残念ながら妊娠反応はありません」と言われました。

妊娠してないとわかってがっかりした後に、生理がかれこれ2ヶ月弱来ていないことが急に気になりました。事の重大さがすぐにわからなかったのですが、わたしはホルモンバランスの乱れから来る無月経だったのです。

医師に「このままじゃ長引くと大変だから、お薬処方します」と言われ、プラノバール（女性用ホルモン剤）を処方されたのです。そしてその後の診察でさらに「無排卵」と宣告されてしまい、初めて大変なことになったと焦りました。

クスリに頼った不妊治療に突入——プラノバール処方

プラノバールは、女性ホルモンのバランスを整え、女性特有のさまざまな病気や症状の治療や改善のために処方されています。

主に、機能性子宮出血、生理不順、無月経、月経困難症、子宮内膜症、生理開始日の調整、卵巣機能不全の改善などで使われています。

このクスリは、生理のタイミングをとるために使われたり、妊娠しやすくするため不妊治療のために使われたり、逆に、妊娠しないようにするためのピルのような役目もあります。

当時から頭痛薬や風邪薬など慢性病に対するクスリには抵抗がありました。しかしこのままでは、妊娠出来ない体になる（不妊）と医師に言われたこともあり、怖くなって、「生理不順は別物。クスリ飲まなきゃ治らない」と思い、言われるがまま飲み始めました。

プラノバールには、血栓症という副作用が指摘されています。血栓ができて、血管が詰まることで足の痛み、息切れ、胸痛、激しい頭痛、手足の麻痺、意識障害などが起こる可能性があるのです。

この日からわたしはクスリに頼った不妊治療に突入していきました。

無排卵・無月経、不妊の治療方法の経過

クスリによる無排卵・無月経、不妊治療の経過はこうです。

・2014年12月23日、ホルモンバランスを崩し、生理が来なくなってしまった。
・2015年2月20日、病院に行き、生理不順だったと判明。
その日にプラノバール14日分処方される。
・3月5日まで薬飲む。
・3月8日、薬を飲み終わってから14日経った日から3日後に、2ヶ月17日間ぶりにクスリのおかげで生理が来た。いつもより少なめの出血量だった（5日で生理終わる）。
・3月13日、病院に受診。
・3月20日、病院に受診、エコーで排卵しそうかチェック。
・3月21日、22日でタイミングとってみてと言われ、チャレンジ。
・4月14日、病院に受診、結果「無排卵」と診断される。
・4月15日、またプラノバール14日分処方される。（4月15日～4月28日まで）

15日には、さらに新たなクスリが処方されます。それは、クロミッド5日分で、生理5日目から飲み、5月6日～5月10日まで飲みました。

タイミング療法とクロミッドの処方

クロミッドとは、排卵誘発剤でもっとも使用される頻度の高い飲み薬です。比較的軽度～中度の排卵障害の患者に対して処方されることが多く、排卵誘発効果も高いとされています。

クロミッドは、タイミング療法（排卵時期を予測し、妊娠最適なタイミングを医者が指導する）や人工授精などにおいて使われ、脳下垂体にはたらきかけることで、ＦＳＨ（卵胞刺激ホルモン）やＬＨ（黄体形成ホルモン）の分泌を促し、卵胞を大きく育てるのに役立つそうです。わたしもそうでしたが、排卵障害があるばあい、たいていこのクロミッドの服用から不妊治療がスタートするといっても過言ではありません。

ですが、そのクロミッドで思わぬ副作用が起こることもあります。

妊娠が遠ざかってしまう可能性もあるクロミッドの副作用

クロミッドを一定周期以上服用し続けると、頚管粘液が減少してしまいます。頚管粘液とは、排卵期になると分泌が増え、精子を子宮まで到達させるために大切な役割を果たすもの。それが少なくなってしまうと、タイミングを取る大切な時期に本来の役割を果たすことが難しくなり、妊娠が遠ざかってしまうのです。

また、子宮内膜が薄くなるという副作用もあります。

受精卵が着床するためのフカフカなベッドともいうべき子宮内膜が薄くなってしまうと、それだけ妊娠の確率が低下してしまう可能性もあります。

わたしはクスリの副作用が心配だったので、「このクスリをずっと飲み続けなければ、逆に排卵ができなくなったり、生理が来なくなったりはしないのですか？」と疑問をぶつけてみました。

医師は「そんなことはないから大丈夫」と言うので、とりあえず無排卵、無月経を治してから、クスリをやめて徐々に軌道修正していけばいいと考えていたのです。

不妊治療はそのまま第2ステージへ突入！

2015年5月6日〜5月10日までクロミッドを5日分飲んだあと、5月11日病院に診察に行き、排卵チェックをし、卵子が育っているか確認しました。

医師からの詳しい説明はなく、「クロミッドで卵子がせっかく成長してきてるから、もったいないからここで試しに注射打って妊娠するようにもっていきましょう」と言われました。

もうこれ以上クスリは使いたくない、ましてや注射は……と心では思っていたものの、先生から「卵子が成長してきているせっかくのタイミング」と言われると、「今ここでやっておかないと後悔するかも」と思ってしまいます。

その場で注射を打っていくか悩むわたしを尻目に「どうする？　打ってく？」と先生はせ

かします。病室の狭い空間の中で、絶対権力的な医師の立場から「せっかくだから」「勿体無い」と言われると、ほとんどの人が先生の言うことを聞いてしまうのではないでしょうか。

もちろん最後に決断したのはわたしですが、結局言われるがまま、hMG注射を打つことになりました。

排卵誘発剤（hMG注射）とは

hMG注射は排卵しづらい人や自力での排卵が困難な人に対して、卵胞を育てて排卵させることを目的に使用する排卵誘発剤の一種です。

クロミッドなどの飲み薬による排卵誘発剤が効かないばあいなどの、次のステップとして用いられることが多いそうです。

hMG製剤とhCG製剤の2種類の注射を打ち排卵を誘発することをゴナドトロピン（hMG—hCG）療法といいます。それぞれ打つタイミングが異なり、わたしのばあいは、月経周期3～6日目にhMG注射を1日に1本を打ち、それを5日間毎日続けました。

卵胞の大きさが16～18ミリ程度に成長したらhCG注射を打ち、hCG注射後、約36～48時間以内に排卵が起こると言われました。

hMG注射やhCG注射の副作用は危険!?

hMG注射やhCG注射のように体内に直接薬を投与すると効果がすぐに強くあらわれます。ただ、作用が強いということは、副作用も強くなるということです。副作用として重要なものは、次の4つです。

①**OHSS(卵巣過剰刺激症候群)**:これは、hMG注射薬が効きすぎるために起こる副作用の症状で、10~20%と比較的高い確率で起きるといわれています。

卵胞が過剰に刺激されることで卵巣がふくれ上がり、お腹や胸に水がたまるなどの症状が出ます。副作用の重症例では、腎不全や血栓症などさまざまな合併症を引き起こすことがあり、最悪のばあいは死亡に至るケースまであるようです。

②**たくさんの排卵が起こる**:ばあいによっては、双子や三つ子などの多胎妊娠になる可能性も高まります。

③**過剰刺激症候群**:2つの注射を併用したばあい、卵巣腫大、下腹部痛、下腹部緊迫感、腹水・胸水を伴う症状があらわれることがあります。

④**その他**:発赤、発疹、ほてり、頭痛、浮腫、尿量増加など。

効果が強いならと、不妊症で困っていれば飛びつきたくもなります。しかし効果が強い反面それに伴うリスクもあります。

わたしも医師から副作用の説明を詳しく聞いていなかったので、調べて初めて知りました。

【不妊治療第１ステージ】	
2014年 12月23日	ホルモンバランスを崩し、生理が来なくなってしまった。
2015年 2月20日	病院に行き、生理不順と判明。その日にプラノバール14日分処方される。3月5日まで薬飲む。
3月8日	薬を飲み終わってから14日経った日から３日後に、２ヶ月17日間ぶりにクスリのおかげで生理が来た。いつもより少なめの出血量だった。（５日で生理終わる）
3月13日	病院で受診。
3月20日	病院で受診、エコーで排卵しそうかチェックした。
3月21日、 22日	生理がきてからちょうど14日後あたりなのでタイミングをとってみてと言われ、チャレンジ。
4月14日	それから25日後、病院に受診、結果「無排卵」と診断される。
4月15日	連日病院に受診、プラノバール14日分（４月15日～４月28日まで）そして新たなクスリも処方される！それは、クロミッド５日分で、生理５日目から飲み、５月６日～５月10日まで飲んだ。
【不妊治療第２ステージ】	
5月11日	病院に診察に行き、排卵チェックをし、卵子が育っているか確認。
5月15日	卵子が大きくなっていなかったため初めてhMG注射という注射を打つことに。【hMG注射１回目】
5月16日	【hMG注射２回目】
5月17日	【hMG注射３回目】
5月18日	【hMG注射４回目】排卵チェック、私の卵胞は16mm
5月20日	【hMG注射５回目】排卵チェック、私の卵胞は20mm
5月21日、 23日	４日後または６日後にタイミングを持てば赤ちゃんができる確率がある。
5月25日	無事排卵してるか病院にチェックをしに行く。排卵していてもおかしくないだろうと告げられる。
5月30日	生理が来てしまった……。
2015年 6月3日	本来、再度クロミッドを処方してもらい　またｈＭＧ注射を打ってタイミングを見定める流れですが、私はもうクスリに頼るのを辞める決意をする。

確かに注射を打ってもらった日は、だるさやほてりがあったときもありました。でも実際ホルモンバランスが崩れてしまい生理や排卵が来なくなってしまっているため、その症状が注射の副作用なのかはその当時のわたしは気がつきませんでした。

なかなかその判断は難しいと思いますので、自身の体調を注意深く様子をうかがって敏感に察知するしかないのだと思います。

メリットとデメリットを理解し、納得した上で治療に入ることが大切です。

やめるわけにはいかない不安だらけの不妊治療

2015年5月16日2回目、17日3回目、18日4回目の注射を打ちました。

さすがに毎日病院に注射を打ちに行くのは疲れました。正直嫌でたまりませんでしたが、ここでやめるわけにはいかなくなった、と思っていました。

18日に排卵チェックをしたらわたしの卵胞は16ミリでした。

成熟した卵胞は、月経周期12日頃で、18ミリくらいまで成長します。やがて排卵されるのですが、その時の大きさは約20ミリになるそうです。

そして、5月20日hCG注射5回目の日。

この日排卵チェックをしたら、わたしの卵胞は何と20ミリまでに成長していました。

すごく順調だと褒められ、5月21日と5月23日にタイミングを持てば赤ちゃんができる確率があると言われ、言われる通りにしました。

5月25日無事排卵しているかどきどきしながらチェックを受けに病院へ行ったものの、排卵していてもおかしくないだろうというはっきりしない答え。

モヤモヤしながらも、着床するか待つしかありません。

そして、5月30日、生理が来てしまったのです……。

この時はすごくがっかりしました。ドッと疲れが出て抜け殻みたいになりました。

2015年6月3日。本当だったら、再度クロミッドを処方してもらい、またhMG注射を打ってタイミングを見定める流れですが、わたしはもう病院に行くのが嫌でたまりませんでした。

2月20日~5月25日の計11回の受診に使った診察代は合計約2万円でした(クスリ、注射代込み)。一般不妊治療なので確かに治療代は安価かもしれません。

しかしわたしは、2クールとちょっと不妊治療を体験し、クスリに頼るのはもう嫌だと心から思いました。

クスリを止める決意

クスリで治しても、将来ずっとクスリに頼らないといけなくなるんじゃないかという不安をぬぐい切れませんでした。もちろんこのまま治療を続けていたらもっとスムーズに妊娠していたかもしれません。

しかし、治療を受けても現実には5月30日に生理がきたこともあり、これから続けるには金銭だけでなく精神的にも負荷がかかるため通院を止めました。

もちろんクスリも止めたので、次の生理が正常に来てくれるのか、とても不安になりました。結果……生理予定日を待ちわび、2日経ち、3日経ち、1週間待ったけれど、結局生理は来てくれませんでした。案の定クスリを止めたら、また生理は来なくなってしまったのです……。

このときは再度病院に行ったほうがいいものかと悩み、頭を抱えてしまいました。

それからが、本当の意味でのわたしの不妊治療の始まりであり、挑戦、戦いでした。病院に頼らず、クスリに頼らず、本当にわたしは大丈夫なのか？　当然不安はありました。

指示されてするタイミング療法のつらさ

毎日の通院、クスリの副作用による精神状態の不安定さ、体のだるさなど、心も体も参っていました。それに、医師からの「今日、明日タイミングとってみてください」と指示されてする性行為の義務感に違和感と不満を覚えました。夫は協力的ですが、やはり「この日に絶対しようね」と言われてする義務感にプレッシャーは相当あったと思います。タイミング療法のご経験のあるみなさんならおわかりになることでしょう。

そんなストレスに苛まれながらも、やはり子どもは欲しいし、医師からの「せっかくだから」という言葉につられ、頑張りました。

わたしの中では、子どもがほしいのはもちろんですが、まずは生理が普通に来る状態に戻ってほしいという気持ちがありました。

体が正常に戻ってから、妊娠も自然にできたらいいと思っていたのです。

クスリに頼って、焦って、基礎体温、タイミング、注射で排卵させて、着床させて……と、すべてが子どもが欲しいためですが、本当にしんどかった。

本当の不妊との戦いが始まった!

通院を止めて、クスリに頼らずに、心も体も健康的にするにはどうしたらいいか?

何が一番いいのか?

色々調べ運命的にたどり着いたのが、船瀬俊介さんの『3日食べなきゃ、7割治る!』(三五館)という本でした。

わたしはこの本を見た瞬間「パッ!」と一瞬にしてモヤが晴れるかのように目の前が明るくなり、「これだ、これしかない! やってみたい!」と夢中で本を読みきったのを思い出します。

船瀬さんの本に出会い、断食や少食に興味を持ち、船瀬さんの著書にも出てくる断食博士こと甲田光雄医師(以降、甲田先生とします)を辿りました。

甲田先生の断食や健康法の源流は、西勝造先生の「西式健康法」というものです。こちらはコラムで詳しく取り上げています。

西先生の弟子としてその教えをもとに、医師である甲田先生は、数々の難病や慢性病で困っている方たちの治療に多くの実績をあげて来られました。

完治例などが載っている甲田先生の著書を読むたび感動を覚えました。

そしてその頃わたしも、頭痛薬など慢性病に対するクスリはやめることを実行していたのもあり、不妊のクスリもやめられるならと、一筋の光を追う気持ちで「断食」への挑戦心がふつふつと沸いてきました。

「断食で奇跡は起こるのか？」

わたしはいてもたってもいられぬワクワクした気持ちを胸に、断食という新たな、そして未知なる世界に飛び込んで行きました。これがわたしの断食との出会いでした。

ここからがわたしにとって本当の不妊との戦いの始まりです。

コラム1　婦人系の病気の改善、健康体を目指すために！

わたしが不妊症克服のためや、体つくりのためにやっていた運動法をご紹介します。

わたしが実践している運動法は「西式健康法」というものです。

西式健康法とは、希代の天才といわれていた西勝造先生が発表された健康法です。

西先生は元々体が弱く、原因不明の下痢や熱病に悩まされ続け、とうとう16歳で現代医学に見放されてしまい、それから24歳から20年もの月日をかけて、自身の独創の理論と7万3000あまりの文献（医学書、健康に関する本）を読み漁り、それらの裏付けを元に自分の体を実験台に使いながら、独自の健康法を編み出されました。

それが「西式健康法（西医学健康法）」です。

「西式六大法則」と呼ばれる運動法のほかに、人間の健康は「皮膚・栄養・四肢・精神」の4つの要素からアプローチすることにより健康体を実現できるという「四大原則」から成り立ちます。

運動法の他にも食の理論や実践方法などさまざまなものがあります。

今回「西式六大法則・四大原則」の中でも特にわたしがおすすめし、わたし自身も実践している運動法のみをコラムにて取り上げさせてもらいます。

骨盤のゆがみを改善！

「安産の秘法」とも呼ばれている運動「合掌《がっしょう》合蹠《がっせき》運動」をご紹介します。

合掌合蹠運動は、体の左右のバランスや神経を整え、筋肉もつき、股関節のズレを調整し骨盤を正しい位置に戻す方法です。ゆがみやバランスを整えることにより、下半身の血流を高めます。血流をよくするため、不妊や婦人科系の改善にも役立ちます。

やり方

①平らな床に仰向けに寝て、胸の上で手のひらをぴったりと合わせる。（合掌）

②同じように足の裏も合わせる。（合蹠）

＊足裏を合わせることを合蹠《がっせき》といいます。

③手のひら、足の裏をつけたまま、手足を伸ばせるところまで同時に伸ばす。

④伸ばした手足を、手のひら、足の裏をつけたまま同時に素早く身体に引き寄せる。

（手は胸の前まで、足は、お尻にかかとをぶつけるようなイメージで引き寄せられるところまで）→①、②をリズム良く「シュッシュッ」と繰り返します。

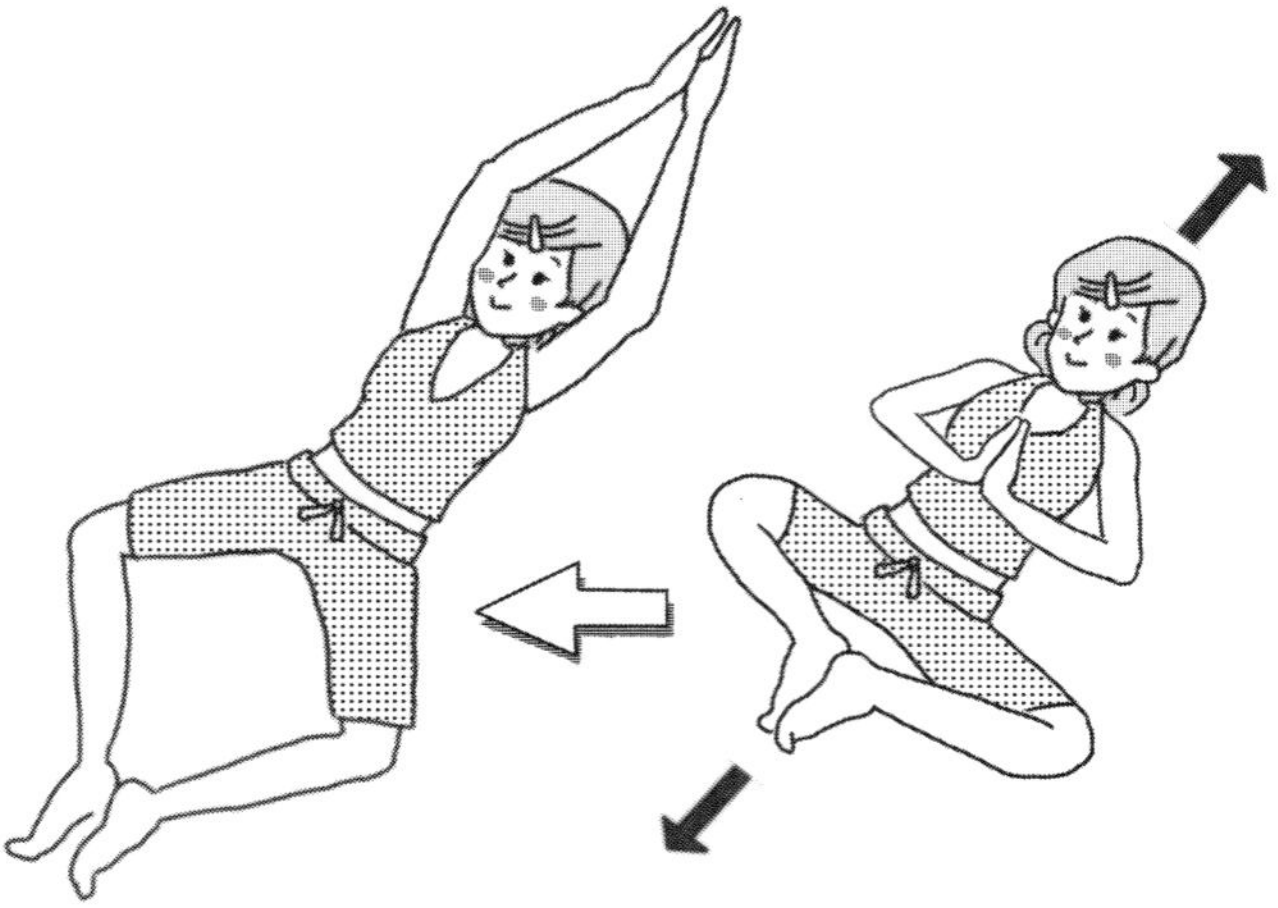

⑤1往復を1回として、目標100回。100回終わったら、縮んだそのままのポーズで2～3分静止する。

わたしも徐々に股関節が柔らかくなってきました。初めの頃に比べれば、ひざと床との距離が少しは近づいてきました。まだまだ硬いですが（笑）。

この運動はわたし的には西式健康法の中でテンションの上がる楽しい運動です。運動後は、汗を多少かきます。そのくらい血流がよくなります。

1日2回、1回を1000回（100回×10セット）を3年続けて、7㎝大もあった子宮筋腫が消えてなくなりそうになった例もあると前述の甲田先生の著書に書かれていました。

男性の前立腺肥大などの改善にも役立ちます。

実際に妊娠中の方で毎日この合掌合蹠運動をされた方のお話では、出産のときやっておいてよかったと思うくらい、つるんと赤ちゃんが出てきてくれたと言われていました。

あともし逆子だとしても、普段よりも多めに毎日しっかりやれば頭位に戻るとも言われています。産前~産中にももちろん大事ですが、女性にとって産後の骨盤矯正はこの上なく大事になってきます。

10ヶ月をかけてひろがった骨盤を正常な位置に元に戻してあげなければ、その後の不調の原因になったり、困ったぽっこりお腹の原因になったりしてしまいます。

そうならないためにもこの運動法はおすすめです。

産後の方はもちろんのこと、老若男女問わず、ご自身の体調に合わせて毎日やることをおすすめします。

第3章　断食とは？　断食の驚くべき効能

不妊克服の挑戦をお話する前に、まず断食とはどういったものかご紹介します。

断食とは究極のデトックスとリセット

断食とは食を断つことにより、食べ過ぎによる体内の余分な栄養を取り除き、人間が本来持っている能力を最大限に引き出すことです。

断食をすると、体から余分な水分や脂肪が出て、メタボになりにくくなり、肥満も解消しダイエットにも最適です。

でも、本来断食はダイエット法ではなく、病気の身体を根本から治す治療手段として昔からおこなわれていました。

断食によって不快な症状が解消し、体調も良くなり、スタミナがつき疲れにくくなります。さらには頭が冴え、記憶力、集中力など能力を高めてくれる。体内に溜まった毒も排出してくれます。

現代医学やクスリで治らないような難病が改善するといった症例もあります。感覚も鋭くなり感受性も豊かになって、五感全てが研ぎ澄まされたような感覚を覚えるようになると言われる方が沢山います（効果には個人差があります）。

お金もかからず楽しんでできる素晴らしい健康法。

その断食について、本章で詳しく紹介します。

断食の歴史をたどる

断食は古来より宗教や哲学にも取り入れられており、心身の浄化を目的とする宗教の修行法として始まりました。

イスラム教のラマダーン月における断食（日の出から日没までの半日は一切の飲食をしない）が特に有名ですが、ユダヤ教・キリスト教にも定期的な断食があります。「断食は生命がこの世の戦いで勝利を手にするための、かけがえのないトレーニングである」とローマ法王ヨハネ・パウロ二世も説いていました。

日本でも古くは密教や修験道の修行として、約１２００年前の平安朝以降におこなわれてきたようです。

精神修養の目的で断食をおこなっているうちに、いろいろな病気が治っていた経験を元に、治療法としても使われるようになっていったのだと思います。

『修道院の断食』（創元社）には、「中世の最高医師アヴィケンナ（980年〜1037年）やパラケルスス（1493年頃〜1541年）が断食療法によって治療をおこなっていたことはよく知られており、彼らの時代に生まれた「内科医」という概念は、断食のときに医師の役割をする者のことだったのです」と記されています。

その他、インドの伝承医学であるアーユルヴェーダの古典「スシュルタ・サムヒタ」でも自然治癒力を活性させて健康に長生きできる方法として断食を勧めています。

近代になり医学の飛躍的な発展で廃れるかと思いきや、断食療法はますます広がっていきました。

世界各地でおこなわれていた治療目的の断食（ソ連、ドイツ、アメリカ）

ソ連では1769年に、モスクワ大学のベニャビノビッチ教授が断食療法を説いています。1960年頃に同じくモスクワ大学の精神病医ユリー・ニコラエフ教授は、「うつ病」「統合失調症」「恐怖症」「強迫性障害」の患者8000人に断食をほどこしました。

精神障害が改善した患者は70％に達し、さらに47％は治療後6年間も良好な状態が続いたのです。

そして更に様々な慢性病患者に断食をやらせ、断食療法はある意味で万能性（なんでも治る可能性）があるとさえ言っています。

ドイツでは1950年代に、バートピルモント（ドイツ）にビュヒンゲル・サナトリウムが開設され、オットー・H・F・ビュヒンゲル博士とその息子により、50年間に、約8万人の患者が断食によって治療されています。

NHK「BS世界のドキュメンタリー」の「絶食療法の科学」の放送回によると、国民の1～2割が断食療法を経験していると言われ、ベルリン大学附属シャリテ病院は、断食の療法のフロアを作って10年になります。他の公立病院でも断食療法をおこなうところが増えており、社会保障制度の対象となっていると放送されていました（「BS世界のドキュメンタリー　絶食療法の科学」2011年、フランス制作、2012年4月26日、NHK　BS放送）。

アメリカでは、1860年代にアメリカの医師ジョン・デューイが断食療法の先駆けとなります。

アメリカの有名な作家アプトン・シンクレアは、自分の病気を11日間と8日間の2回の断食で完治させ、1911年に「断食療法」「現代人の生活戦術」を発表。両著ともにベストセラーとなり全世界で出版され断食療法に俄然注目が集まりました。

「ファスティング（断食）をする気になる――それは、生物として本能にめざめたことを意味する」これは、アプトン・シンクレアの名言です。

1920年になると、アメリカのテキサス州サンアントニオに、ハーバード・シェルトン博士により断食療法病院が設立され、以来、博士は5万人以上の難病患者を断食療法で救ったとされています。

このように世界各地で治療目的の断食が昔からおこなわれていました。

日本で「断食」が注目されたきっかけ

日本でも治療目的の断食が注目されるきっかけとなったのが、明治・大正時代の小説家・村井弦斎氏が、自らの病弱を断食で改善し、『断食療法』を著したことです。

１９３０年には国立栄養研究所の高比良英雄博士ら5名が断食中の心身の変化を検査した結果を、断食研究分野の古典的存在とされる『断食研究』という本にまとめ、岩波書店から出版しました。

断食を療法として使う施設が初めてできたのが大正の初期、大正から昭和にかけて盛んになり、更に増えたのが第二次世界大戦以降です。

その頃は日本各地に断食道場がありました。

これらの断食道場でいわゆる難病とされる病気などが治っていくので、現代医学もさらに注目して研究するようになりました。

東北大学（産婦人科）の教授らが心身症や婦人科の病気に断食療法を取り入れ効果を得たことで、１９７２年の「朝日新聞」には、「西洋医学も力添え、臓器の働きがよくなる」という見出しで、断食療法の効果が解説されました。

そのような研究から難病が治っている事実が指摘されてはいたのですが、その一方で血を吐いたり、調子を悪くしたり、亡くなる事故もあったのです。

断食は効果もあるけれど、その分危険もある諸刃の剣でもあったということです。ただこの時代は水だけの断食が主流で、しかも長期間おこなわれていたので特に危険性が高かったのかも知れません。

それから「誰でも安心してできる科学的な断食を」ということで、前出の甲田先生を中心に医学者達が「絶食研究会」を立ち上げました。

1980年、東北大学の鈴木仁一教授などが中心となって発足した「日本絶食研究会」と「絶食研究会」が二本柱となり、断食を医学的に解明していったのです。

甲田先生の著書にも現代医学やクスリで治らないような難病が改善するといった症例も書かれています。アトピー性皮膚炎や気管支ぜんそく、アレルギー、高血圧、高脂血症、動脈硬化、脳卒中、糖尿病、ガンなどが改善したそうです。

「余命5〜10年」と突きつけられた難病

以前お会いしてお話を聞かせていただいた森鍼灸院院長、断食道場「あわあわ」を主宰されている森美智代さんも21歳の時、難病である脊髄小脳変性症と診断され、「しだいに進行して寝たきりになるだろう。進行を食い止める治療法はない」と医師に告げられました。

しかし甲田先生のもとで西式甲田療法を実践して見事克服されたのです。

その時の気持ちをこう語ってくれました。

「甲田先生のところでもわたしの病気が治った症例がなかったので、甲田先生がなんの症例もなく、先例もなく言っていただけだったのですが（笑）。ただ症例がなかったんだけど甲田先生のところでは色んな難病が治ってますし、先生も治るっておっしゃってくださったのでやってみようと思いました」

現在は1日に青汁1杯（+少量のサプリ）という驚きの食事内容で、仕事や講演、執筆活動など多忙ながらもとてもパワフルに過ごされています。

では次に断食がもたらす素晴らしい効能とそのしくみについて紹介していきます。

断食はなぜ効くのか

断食をすることで内臓を休ませ、体の汚れ・毒を出すことができます。

食べものを摂ると、体はそれを消化し、必要な栄養素を吸収したり、毒素を排出したりなど内臓はフル活動します。飽食の時代ですから食べ過ぎてしまうことが多々あります。かくいうわたしも第2章で話したとおり食べ過ぎていました。

そんな状態でずっと働かされている内臓は疲れてしまい、本来の動きができなくなってしまいます。

たとえば本来の動きを失った腸は汚れを貯めこんでしまいます。それがいわゆる宿便です。わかりやすく言えば、わたしたち現代人の1日3食の食事ペースは、満員電車の乗客が降りないうちに、さらに乗り込もうとしているような状態です。

お腹の中は、いつも満腹満員でパンパン。

清掃員が掃除をしたくても掃除は出来ません。メンテナンスももちろん出来ませんよね。

それと同じで、まず乗客達に降りてもらわないといけません。だから「出す」ことに集中するのがとても大事なのです。

何日も水換えをしていない花びんを想像してください。古い水を捨てキレイに磨いてから新しい水を入れてあげないと、花はすぐに傷んでしまいます。

それと同じように、人間もまずは体にたまっている汚れ（毒）を出してきれいにしてあげてから、入れてあげる。そうすると、体や心が元気になるのです。

腸だけではなく他の臓器も断食で休ませてあげることが大事なのです。

宿便とは？

みなさんは宿便と言われて、どんなものを想像しますか？

わたしのイメージでは、腸に長い間こびりついているようなコールタールのようにドロドロした、ドブ臭いヘドロのようなものかなと想像していました。

実際、断食をした後の便は、本当にドブ臭くヘドロのようなものが出てくることがあります。なかなか信じがたい話だとも思いますので、わたしや夫が体験した宿便の種類を紹介します。

・**ドロ・コールタール状で真っ黒**：便器にべったりとはりつく。ドブ臭い強烈な匂い。

・**細い便**：腸の形のままうねうねしていて途切れず形も崩れない。

どちらも共通していることはとにかく臭かったことです（毎回ではなかったのですが）。

その他に体験はしたことはありませんが次のような宿便もあるようです。

・**藻のような形状**：黄色の藻のようなひだの形をしたもの。

・**砂状**：さらさらとした砂状のもの。水洗トイレだと水に浮かぶ。

ところで、病院で内視鏡やファイバースコープなどで大腸内を検査しても、そんな宿便らしきものは確認されることはなく、発見されないそうです。

だから「宿便なんてないんだ」と現代医学では否定されていて、よくネットなどでも、「宿便なんて迷信だ」「宿便なんてウソ」と言われています。

甲田先生は、まちがいなく宿便はあると言っていますが、甲田先生の息子さんも医者になられて、宿便があるかＣＴ・内視鏡などを使って調べてみたところ、「親父、宿便らしきものは全然映ってなかったで〜」と言ったというエピソードがあります。

わたしたちの腸管には約１００種類の腸内細菌がおよそ１００兆個も棲んでいます。そして酵素をどんどん出して便を分解する仕組みになっています。

しかも、腸管の粘膜は3日に1度くらいの割合で生まれ変わるので、腸管や腸壁に便が1年や2年もこびりついているなんてことはないというのが事実です。

ウィキペディアによると宿便とは、「便秘により腸内に長く滞留している糞便のことである。滞留便とも呼ばれる」と書いてあります。

宿便という言葉にとらわれすぎるのも良くないので、なにはともあれ腸の機能を休ませて戻してあげて、便を出せるようにしてあげることが先決です。

「火事場の馬鹿力」で細胞の活性化

断食は眠っている遺伝子を呼び起こしてくれることも出来るのです。

体質がガラリと変わったり、難病が治ったりするといったことは、まさに遺伝子治療と同じようなことが体の中でおこなわれているからだと言われています。

食べ過ぎによる体内の余分な栄養を取り除き、体の大掃除をし、人間が本来持っている能力を最大限に引き出すことにあります。

断食は食べ物を断つので、体は飢餓状態となり大きなストレスが生じます。いわゆるショック状態です。

体からすると、いきなりの断食はかなり迷惑です。このまま放置したら〝やばい〟と体は察知し、体全体に警報を出して、潜在能力を引き出すことになるのだと思います。

体のしくみを大きく変動させる力が、さまざまな病気を治す力（治癒力）としてあらわれてきます。「火事場の馬鹿力」といったところではないでしょうか。

アスリートへの断食指導で著名な杏林予防医学研究所主催・山田豊文さんは、断食での「火事場の馬鹿力」をこう説明しています（『死ぬまで元気に生きるための七つの習慣』山と渓谷社）。

生命の危機に瀕するようなストレスがかかると、細胞内では身を守るための物質群が通常よりも多くつくられるようになります。

これらの物質を総称して「ストレスタンパク質」といいます。

ストレスタンパク質は、最初に発見された際に高温（高熱）のもとで多くつくり出されていたことから、「熱ショックタンパク質」とも呼ばれています。

また、この英語のHeat Shock Proteinの頭文字をとった「ＨＳＰ」という名称も、比較的よく用いられています。

しかし実際には、熱以外のストレス要因によってもＨＳＰの合成が促進されます。

これまでの研究では、低酸素や虚血、飢餓、温度差（暑さ寒さ）、活性酸素、細菌感染、炎症といったような、実に多種多様な要因が引き金となって、ＨＳＰが多くつくられることが確かめられています。

いずれの要因も、生命にとっては危機的状況をもたらすわけですが、実はこのＨＳＰこそが「火事場の馬鹿力」の正体であると考えられるのです。

また動物実験ではありますが、ＨＳＰを活性化することにより抗酸化・ＤＮＡ修復・タンパク質の新陳代謝などを高めると考えられています。断食・少食などが適度な負荷になってくれるのです。

昭和初期に活躍した東京大学名誉教授で、玄米食・少食の推進者として知られる二木謙三博士も「断食は生理変換のキッカケをつくる」と教えていました。

五感全てが研ぎ澄まされる

ブドウ糖が脳のエネルギーになるとはよく聞く話ですが、ブドウ糖だけが唯一のエネルギーではありません。

カナダのオーエンス博士は、断食中に脳が何をエネルギー源にするか研究しました。

その結果は、50％はケトン体のβ－ヒドロキシ酪酸で、α－アミノ窒素、アセト酢酸がそれぞれ10％、ブドウ糖を使うのは30％に過ぎなかったのです。

そのケトン体により脳波が変わることもわかっています。

東北大学の研究により、断食中の血液中のケトン体の量と、脳のα波の割合は、正の相関関係を示すことがわかりました。更にケトン体は、β－エンドルフィンの量を増やすことがわかっています。

α波はリラックスしている時にでる脳波で、β－エンドルフィンは快感物質です。

前出の森美智代さんが脳波を測定したところ、αⅡ波（ミッドα波）という脳波が多く観測されました。

αⅡ波とは一般には心と体がリラックスしながら意識集中ができている状態です。頭脳が冴えわたり、思考やひらめきといったさまざまな能力が発揮できる状態とされています。

こうした脳の特長を生かし、宗教では心身の浄化のために断食をおこなうのでしょう。

断食中、五感全てに対し研ぎ澄まされたような感覚になったと言う人がたくさんいるのもうなずけます。

解毒、排毒効果を最大限発揮

農薬や食品添加物などの合成化学物質、合成洗剤やら化粧品、水や空気を汚染する物質……。どれだけ気をつけても、有害物質の摂取をゼロにすることは現代社会においては困難です。

でも、断食によって有害物質が体から排出されます。

その例として、農薬の「排毒効果」を証明した実験を紹介しましょう。

１９７３年、甲田光雄先生は、神戸大学医学部の喜田村正次教授と共同研究で、断食による

ＢＨＣ排毒効果を実験しました。ＢＨＣとは高度経済成長期に全国で使われていた有機塩素系農薬の代表です。

その結果、「断食をすると、尿中に大量のＢＨＣが排泄されることがわかったのです」（甲田先生）。

断食をすれば、農薬も尿で排泄されるとは驚きです。

カネミ油症事件も断食で治療！

カネミ油症事件の際には、断食指導者である今村基雄氏が、断食で見事に治した実例もあります。

このカネミ油症事件とは、１９６８年に、ポリ塩化ビフェニル（ＰＣＢ）などがまじった食用油を使った人たちに障害等が発生した公害事件です。

福岡県、長崎県を中心に、西日本一帯で食中毒が起こりました。

油を摂取した患者からは、皮膚に色素が沈着した状態の赤ちゃん（いわゆる「黒い赤ちゃん」）が生まれました。胎盤を通してだけでなく、母乳を通じて新生児の皮膚が黒くなっていくケースもありました。この「黒い赤ちゃん」は社会に衝撃を与え、事件の象徴となっています。

ＰＣＢ中毒は、薬や医学療法では治すことはできないと言われていました。

今村基雄氏の言葉を『断食〔絶食〕少食のすすめ』（文理書院）から引用します。

わたしは九大医学部の油症研究会に出席して、断食療法を進言した。

反対もあったが都志診療所に患者さんを送って頂くことになり、第1陣が9名入院した。

体力・年令により、7日・10日断食を実施して20日間で退院したが、予想以上の効果に驚いた。

事件以来、2年以上毎日苦しんでいた頭痛、吐き気が、断食4、5日目から半減し、7日目頃には全く消失した者もあり、8分くらい軽快した者もあった。

ニキビ様の塩素座瘡、鼻光の青黒い色素沈着も、退院時には明らかに軽快していた。

わずか9例だが、一応油症研究会で中間報告することにした。

もちろん、油症研究会の先生たちも、極く短期間の治療で効果の著しいのに驚いていた。

数か月後、甲田先生が関係しておられる阪大医学部の有害食品研究会で、20例のデータを発表した。

そして、翌昭和47年10月には、厚生省がPCB中毒の治療法として、断食療法を正式に承認した。

カネミ油症事件から11年経って、台湾でも日本以上のPCB中毒事件が発生した。

アメリカから贈られたビタミンAの誘導体も奏効しないので、1年半過ぎた頃、台湾政府から招聘されて、1回現地調査に、3回治療におこなったが、予想通りの効果をおさめることが出来た。

治療した人達から大きな私のブロンズが贈られたのは何にも代えがたい喜びであった。


厚生省がPCB中毒の治療法として、断食療法を正式に承認したのには驚きです。

有害物質は脂肪に蓄積される事が多いです。断食をすると体脂肪を燃焼させます。その際に有害物質が遊離して小便や大便により体外に排出されるのです。

血管のよごれをエネルギー源にする力「自己融解」

自己融解とは、簡単にまとめると「体の細胞が血液に戻る」現象です。

「食」は「血」となり「肉」となる。断食でいっさいの栄養分「食」が断たれると、体はどこからか栄養分になるものを探し始め、「肉」や「骨」など体細胞が「血」に戻ります。

そして、生命維持に必要な組織ではない細胞から栄養を取り出し、エネルギーに換えてくれます。これが自己融解です。

甲田先生はいちばんわかりやすい例として血管をとりあげます。

たとえば動脈硬化の多くは、血管内にへばりついているアテロームによって血管が狭くなってしまい、血流がわるくなってしまうことです。

血管が詰まると、もちろん血流が悪くなり、血流が悪くなれば、栄養、酸素、老廃物の代謝もうまくいかなくなってしまいます。

それが病気の発端となりうるということです。

それを回避してあげるには、やはり断食がものすごく効果的です。

動脈硬化のような人が断食すると、血管内のアテロームを逆にエネルギー源として利用してくれるようになり、自然と無くなってくれます。

動脈硬化のため、両足の血行が悪く冷え性で困っていた方が、断食中に急に足が温かくなるといった現象が起こることもあるようです。

免疫力を上げる

食べないほど免疫力が上がり、自然治癒力は強まる。

九州大学の久保田知春教授は、断食によって、「リンパ球の免疫活性が高まる」「免疫細胞の白血球が多くなる」「胸腺や副腎の重量が大きくなり、免疫力が強化される」と発表しています。

断食指導者の寺井嵩雄氏は、断食の効果を調べるために次のような実験をおこなっています。「体重も年齢もほとんど同じ2匹の雄犬を選び、その背中に硬貨大のヤケドをつくり、そこに等量のブドウ状球菌を塗りこんで化膿させた実験において、1匹には毎日多量の牛肉を与え、他の1匹には1週間の断食をさせた。

すると断食した犬の傷は8日間で全治したのに、美食したほうの犬は2週間もかかった」

この実験は明らかに、「断食は生体の抵抗力を増す」という事実を証明しています。

また、うさぎ10数匹を断食させて調べた実験では、はじめの3、4日間はとくべつの変化を見せず、5日目以降になると白血球がかならず増加することが判明しました。

断食中の血液変化

大阪大学医学部教授の大橋兵次郎博士と寺井嵩雄氏らの研究グループでは、昭和5年ごろから、静養院や京都の覚勝院道場で断食中の患者から血液をとり、さらには自ら断食し、実験台となって、白血球の増加についての調査をおこないました。

これによると人間の白血球も動物と同じく、始めの1週間ほどは変化がないが、1週間あるいは10日目ごろからだんだん増加し始め、2週間ぐらいに急増して、人によっては平素の2倍、平均して1・57倍に上ることが明らかになっています。

その他にも、南カリフォルニア大学（USC）長寿研究所のヴァルテル・ロンゴ教授らの研究によると、断食によって血液や免疫系の生成にかかわる造血幹細胞が活性化して、新しい白血球が生み出され、免疫系が再生することがわかっています。

前出の森美智代さんと、生菜食・少食をおこなっている3名の「インターフェロンα」を調べたところ、インターフェロンαの血中濃度は、普通の人は5000単位くらいなのに対し、森さんは2万2777単位と4倍以上だったのです。インターフェロンαは免疫力の指標で、多いほど免疫力が高いということです。食べないほど免疫力が上がるのは確かなようですね。

「万病と老化の元凶」活性酸素を減らす

断食の素晴らしい効果は、他にもあります。それは活性酸素の取り込みを減らすことです。

活性酸素とは、「ほかの物質を酸化させる力が非常に強い酸素」のことです。

わたしたちの細胞を傷つけ、老化・ガン・動脈硬化・その他多くの病気を引き起こす原因となります。なんと病気の9割が活性酸素が原因と言われているほどです。

活性酸素は、人体の酸素消費量の約2%から発生するといわれています。

体内の活性酸素が増えることは、身体がサビやすくなることです。酸化すると細胞の老化も早まり、体内のあらゆる組織が衰えていきます。

精子、卵子の老化の要因も酸化ストレスです。

シワが増えるなどのお肌のトラブルや生活習慣病など、息切れしやすくなったという現象も、活性酸素が関係している可能性があります。

半日断食（1日2食、ただし夜食はしない）では、酸素消費量が1日3食の人よりも13%も減るというデータもあります（『奇跡が起こる半日断食』マキノ出版）。

それだけ活性酸素の発生量も減るということです。

このように悪者だというイメージが強い活性酸素ですが、必要な役割もあります。体内に入り込んだ細菌類を駆除してくれたり、酵素の働きを促進する効果もあります。増えすぎてしまうことが危険なのです。

生命力を引き出す

１９９７年、「成長したヒツジから取り出した体細胞を使い、クローニングの技術で細胞を提供した親と同じ遺伝情報をもつヒツジ『ドリー』を誕生させた」というクローン羊ドリーのニュースは瞬く間に全世界を駆けめぐり、震撼させたといいます。

それほどまでにこの実験の成功は、今までの常識を覆したものでした。

従来の考え方は、「すでに機能が固定化された細胞から、あらたに別の生命を誕生させるなど、不可能」というものでした。

「このときのクローニングの鍵となった手法は、乳腺細胞の培養に際して、数日間その培養液の濃度を10％から０・５％へと20分の１に薄めるというものであった。これは人間のばあいでいえば、ほとんど断食の状態に近い。そしてこの超希薄液のなかでそれまで機能を停止していた遺伝子がふたたび活性化されて、あらゆる組織や臓器を造り出しついには一匹の羊を誕生させた」（『無病法』ＰＨＰ）

なぜ、このクローニングをする際、断食に近い状態にして実験をおこなったのでしょうか？

その答えについては、きっと飢餓状態に置くことで自然の防御メカニズムを発動させ、細胞の力を最大限まで引き出きだすためではないかと推測されています。

面白いことに、生物たちの多くが成長するために断食と同じようなことをおこないます。

たとえば、オタマジャクシがカエルになるときは、何も食べずに変体します。

フランスのある学者がおもしろい実験をしています。オタマジャクシにエサをたくさんあたえていき、とくにカエルになる直前に多量の栄養を強制的にとらせました。

すると、オタマジャクシはカエルになることができず、いつまでもオタマジャクシのままでいるのだそうです。

蝶もさなぎの状態で断食に入り、羽化していきます。

うなぎもまた、産卵のために川を下る前に長旅と産卵の準備のため断食をするのです。

生物は断食して底力を出すということです。

断食で飛躍的な成長

「ふつうの成長のためには食物をとる。飛躍的な成長のためには食物を断つ」このような言葉もあります。

また動物たちは、生殖力を発揮させるために本能で断食をする……。

高山に住む動物は、秋に大量に食べて冬用の皮下脂肪を蓄え、その皮下脂肪で雪におおわれた「断食期間」をやりすごします。

「この断食期間は実は彼らの発情期に当たっている。このことは断食が決して生命力の減退ではなく、逆に隠れた生命力を表すものであることを強く示唆している」と断食の専門医、ドイツ断食アカデミーのヘルムート・リュッツナー博士は述べています。

自然界でもそうなんだと思わせてくれたのが、前出の石原結實先生が屋久島を旅行された時の話です。

石原先生が「なぜ、屋久杉はそんなに長寿なんですか?」と現地の人に質問したところ、「屋久島全体が花崗岩でおおわれているため、土壌がやせている。屋久島の土の栄養分が少なく、樹木は低栄養状態で育つので、かえって、生命力が強くなる……」と説明されたそうです。断食は生命力を引き出し、生命を育む力も引き出すのです。

「食うな」「動くな」「寝てろ」!

野生の動物たちも病気になったり、ケガをしたりします。

そのとき、彼らは何も食べずに、巣穴のなかに身を横たえ、静かに回復を待ちます。野生動物たちは本能によって、それが病気とケガを治す最善の方法であることを知っているのです。

35億年の生命進化の過程で遺伝子が獲得した自然治癒力活性化の最高手段としておこなって

いるのです。

船瀬さんはこう言います。

「病気やケガでつらいときは、まず『食うな』『動くな』『寝てろ』。これが鉄則です。するど、内在の自然治癒力が活性化し、みるみる回復していくのです」

空腹こそが、最高のクスリ。昔の人も病気になったら1日なにも食べなかったり、重湯だけにして、休んで回復を待ったと言います。

わたしも調子が悪い時に1日断食をしますが、体調の回復を実感しています。

断食と聞くと誰しも「修行みたいでつらいんじゃないか、自分にはできないのでは」と思うかもしれません。

断食にも色々な種類があるので、自分にあった断食を選ぶことができます。

種類とやり方については第5章で詳しくご紹介するとして、次の章では、わたしの断食体験をお伝えいたします。

コラム2 血液循環の向上にもっとも効果的な「毛管運動」

毛管運動は「細胞の断食」という異名をもつほどすごい運動です。全身の血液循環やリンパの流れを整えてくれます。

冷え症、下肢静脈瘤、こむらがえり、腎臓病、高血圧などの症状に悩んでいる方におすすめです。また、毛管運動を毎日しっかり実践すると、シミやシワ、肌荒れなどにも効果があります。

やり方

① 平らな床にあおむけに寝て、木枕を首の下に敷く。これは手足の水分が一気に頭に流れるのを防ぐためです。木枕がないときは座布団やタオルでもOK。わたしはタオルを丸めて使っています。

② 手指は全部くっつけて、足首を90度に曲げて固定する。そうしてかかとを天井に向け足裏が床面と水平になればOK、ひざの裏もしっかりピンと伸ばす。

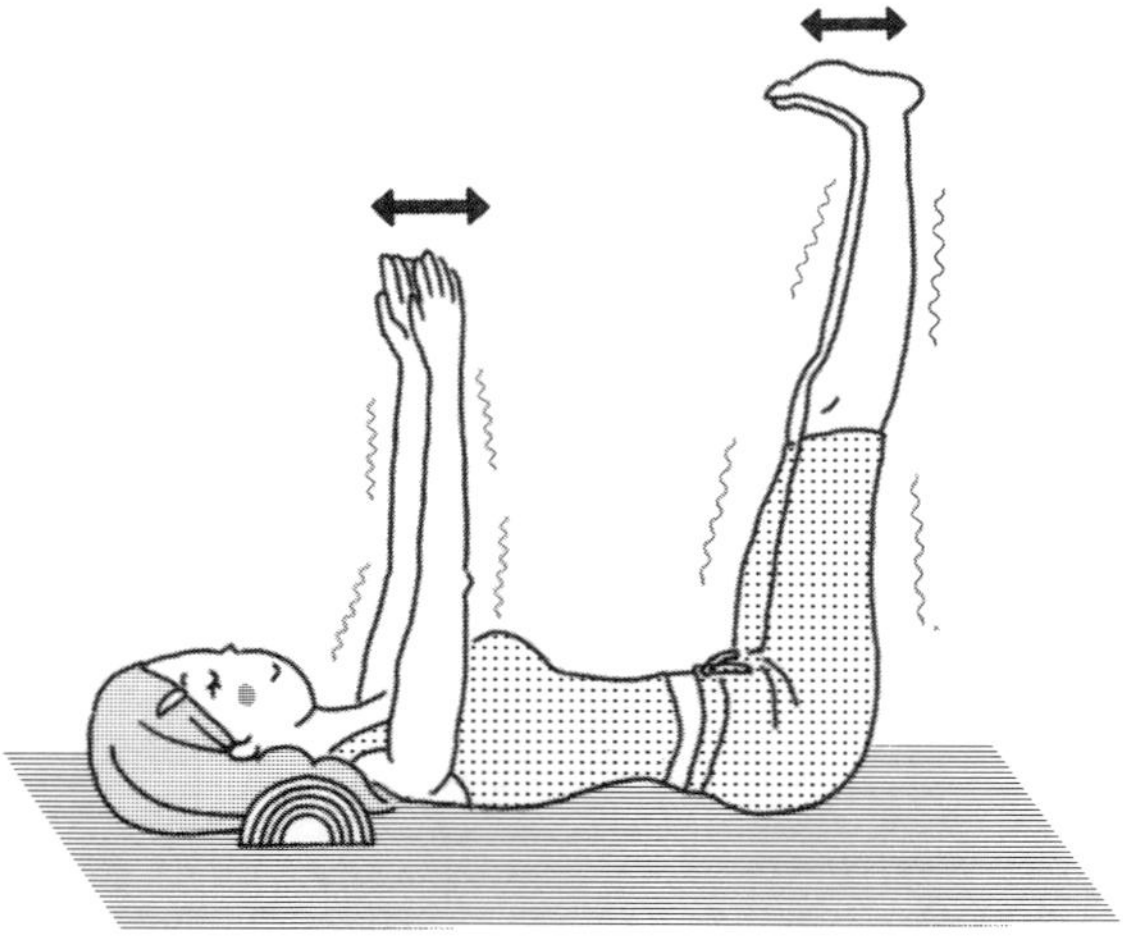

③手足の振り方は微振動で、「けいれん」するように細かくする。
＊肩、太もものつけ根から動かすように。
＊手首、足首をパタパタと動かすのではなく、微振動です。
わたしのばあい、40秒ほど動かすときつくなってきてしまい、手足を上げたままで小休憩をとりながらやっていました。慣れれば簡単ですが、2分間ほど意識してやると十分な筋トレになります。

ムクミや疲れにも効果があります。

朝起きて、指輪が少しきついなと感じムクんでるなと思ったとき、そのときに布団の上で毛管運動を2分間やると、本当に不思議なくらいさっとムクミが取れてくれます。歩きすぎたり、立ちっぱなしで足がムクんでしまった時も効果てきめんです。

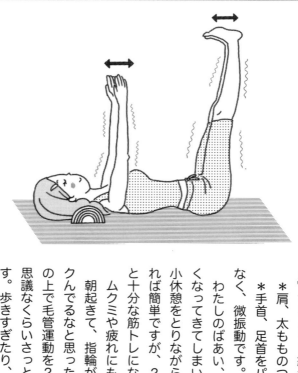

あとうっかり手を切ってしまった時の小さな切り傷くらいでしたら、5分間の毛管運動を数度繰り返せば、出血は止まり痛みも軽くなりますよ。

1日2回2分の簡単な運動です。続けやすいのがいいですね。

妊婦の最大の敵「ムクミ」は一発解消！ 妊娠腎予防のためにも大事！

足首の不調は「万病の元」と言われるくらい、足首を鍛えておくのは大事なことです。

老若男女そうですが、妊婦さんは特に足首に気をつけないといけません。

その理由は、妊娠すると足がムクんだりします。ムクミがひどいばあい尿蛋白が出てしまったり、血圧も上がってしまったりします。そうなると医師から妊娠腎と診断されます。

この妊娠腎も足首や足の故障からくるものだと言われているのです。

実際に知り合いの妊婦さんも、ムクミがひどく妊娠腎と診断され、その方は足首がグラグラして歩くのが辛いと言っていました。

ただでさえ妊婦さんはお腹が大きくなるため体を反りがちになってしまい、体を支えるために足首に自然に力が入って負担がかかるものです。

転倒防止のためにも足首を鍛えるのはものすごく大事だと思うので、この毛管運動は妊婦さんにもおすすめです。

産後のゾウの足首もこの方法で解決できます。

妊娠中、産後以外でも二足歩行で生活していればどうしてもムクんでしまうことが度々ありります。

そんな時は迷わずこの運動を試してみてください！

第4章　断食への道　奇跡への挑戦

不妊がもし克服できるならと、一筋の光を追う気持ちでしたが、「断食」を知って、挑戦心がふつふつと沸いてきました。

断食で奇跡は起きるのか？　いてもたってもいられぬワクワクした気持ちになりました。

この気持ちを胸に、断食という新たな、そして未知なる世界に飛び込んで行きました。

ここからがわたしにとって本当の不妊との戦いの始まりでした。

人生初の断食に挑戦

わたしはお試しとして、1日断食を何回かくり返し、覚悟を決めて本格的な1週間断食に挑みました。1週間断食をするとさまざまな病気も回復すると言われています。わたしは無謀にも水のみの断食をしましたが、いきなりは危険ですので、ちゃんとした指導者のもとでおこなってください。

1週間断食のプランは、準備期間1〜2日＋本断食3日（水のみ）＋回復食3日間の計1週間です。

準備期間を設けてから断食を始めるのが大切です。準備期間については第5章で詳しく紹介します。

断食はやっぱりお腹が空く！

断食の最初の1日目は確かにお腹が減りますが、耐えられます。夜になると首あたりが少し痛くなり、頭痛になる兆候を感じたので、その日は早く就寝しました。

そして2日目の朝、起きてみるとかなりの悪寒が背中にして、本当に動けず、立ち上がるのもしんどい状態でした。風邪をひいたときに似ています。頭痛もひどく、つらさのダブルパンチから吐き気まで催してきて、かなりしんどくなりました。

一緒に断食していた夫の顔も真っ青です。

その日は徐々に落ち着いてきたこともあって、夕方にあった外出の用事も、フラフラな状態ながらなんとかこなせました。

ただ、体がしんどすぎて、お腹が減っているかどうかどころではありませんでした。

3日目になると、だるさは続いていましたが、2日目より体調が良くなり、頭痛もなくなって、その代わりに猛烈な空腹を感じました。

水断食だと3日目が一番お腹が空くと本に書いてありましたが、確かにその通りでした。

3日目が終わって断食の期間は終了です。

生き返る、回復食のありがたさ

次は回復食の期間に入ります。

最初に食べたのは玄米の重湯です。玄米は無農薬のものがベストです。

断食よりも、回復食の方に慎重になった方が良いです。断食で消化器系が休んでおり、そこにドカドカと大食いするのは本当に危険なため、注意が必要です。そこで、1食目はできれば重湯がいいと思います。

断食明けの重湯の美味しさといったら格別です。五臓六腑にしみわたり、体の細胞という細胞が、美味しさで喜びふるえ、本当に生き返る感じがしました。具なし味噌汁なんか感動するくらいに美味しいですよ。

それから徐々に食事の量を増やしていきます。

回復食中には黒っぽい便が出ました。これが宿便なのかもしれないと思いました。

それから体も軽くなり、回復食が終わる頃には絶好調まではいかないにしろ、かなり体の調子がよくなっていることを実感しました。

初挑戦はいかに……断食の結果

この断食の結果ですが……奇跡が起こりました！

２０１４年11月22日以降、自然に生理が来なかったのが、２０１５年7月15日、初めておこなった1週間断食の回復食3日目で、ついに生理が来てくれたのです。

２３６日ぶりの、待ちに待った、自然な生理。

久しぶりに自然な生理が来てくれた喜びの反面、今回は自然に来てくれたけど次回も自然に来てくれるのか、そして排卵はしているのか、不安もありました。

それでもわたしの中でこの断食を境にして、体が変わっていくような感覚が芽生えていたので、これはきっと……と明るい未来を予感していました。

夫も一緒に生活改善

夫もわたしの考えに共感してくれ、日常生活も大きく変化させ、このとき一気に脱化学物質の生活に入りました。

歯磨き粉やシャンプー、リンス、洗濯洗剤、食器洗剤など一切やめ、食品添加物の摂取もなるべく気をつけるようになりました。

そうして、この断食の後、1日1食の少食生活に入りました。

順調に進んでいると信じていましたが、7月15日に生理が来て以来、翌月も翌々月も、その次もそしてその次も、生理はパッタリと来てくれなくなりました。丸々4ヶ月間、生理は再び止まってしまったのです。

断食後に始めた1日1食の少食効果はあまり期待できないのかとがっかりしていましたが、ホルモンバランスや生理不順、不妊などは1度の断食で治ることは難しいとわかり、再度1週間断食を決行することにしました。

人生2度目の1週間断食

2015年12月5日より、再び1週間断食スタート。

今回も、準備期間1日＋本断食3日間（水のみ）＋回復食3日間です。

祈る思いでスタートした断食1日目。1日中珍しく便が出ませんでした。出そうだけど出ないもどかしい状態です。

深く考えるとストレスになって良くないので、明日出るであろうと思い、それ以上は考えないことにしました。

そして本断食2日目。昼過ぎから少しだるさが出てきました。

今回の断食は、頭皮や顔の皮膚もなぜか皮がめくれる……というレベルを超えて、ガシガシ剥がれて、ボロボロ落ちるという症状が出てきてしまいました。

のどの奥、甲状腺のあたりがものすごく熱くなってきて、のども渇き、ホルモンバランスを崩したときと同じように「ブォー」っとするような違和感がありました。

以前ホルモンバランスが崩れていたときから甲状腺にずっと違和感があり、水を飲んでも飲んでも「ぺちゃぺちゃ」のどが鳴っておかしいなと思っていました。

喉の違和感は次第に咳になり、咳が5日間くらいは止まらず、喉の違和感はあごや足裏にも広がっていきました。

また、悲しくもないのに急に大粒の涙がポロポロ溢れてきたりなど心身ともに変化がでました。宿便と思われるようなかなりくさい便が出てきたり、今回人生で初めてというほど、細い便が途切れることなく出てきました。

バケツいっぱいというと大げさですが、そのくらいいっぱい出ました。

「便が止まらない〜！」とトイレから叫んでしまったほどです。

何年も蓄積してきた毒が全身からじわじわ出てきているのではないかと思うほどでした。

前回と同様に今回も夫婦で一緒に断食を決行したのですが、夫は本断食に入る前から突如重篤な皮膚疾患の症状があらわれました。

突如現れたすさまじい皮膚疾患

ワキの下、股関節、へそ回り、正中線にアトピーみたいな湿疹が半端なく出て、リンパにも集中して出ていました。夫は肌が元々強い方で、肌にあらわれるのは人生で初めての症状でした。目は強い痛みと痒みに同時に襲われていました。
これらの症状は、断食後に徐々に落ち着き、治っていきました。

少し余談になりますが、断食中はかゆみが強く、我慢ができないほどだったため、何かいい方法はないかと模索したところ、東城百合子さんの著書『家庭でできる自然療法』（あなたと健康社）に行き着き、大根が効くとのことで、さっそく実行しました。

スーパーで買った大根を薄く輪切りにして、患部を若干強く撫でるくらい。するとほてりと痒みがなくなり乾燥していきました。患部を拭いた後の大根は熱が移り驚くほど熱くなります。

大根をやり始めて痒みは5、6日間くらいでほとんどなくなり、10日で治りました。跡が残っていたのですが温冷浴をやり1ヶ月半程で跡も綺麗になくなりました。

もちろん合わない人もいると思いますが、湿疹、アトピー、蕁麻疹などかゆい時に効果があるようなので一度試してみる価値はあると思います。

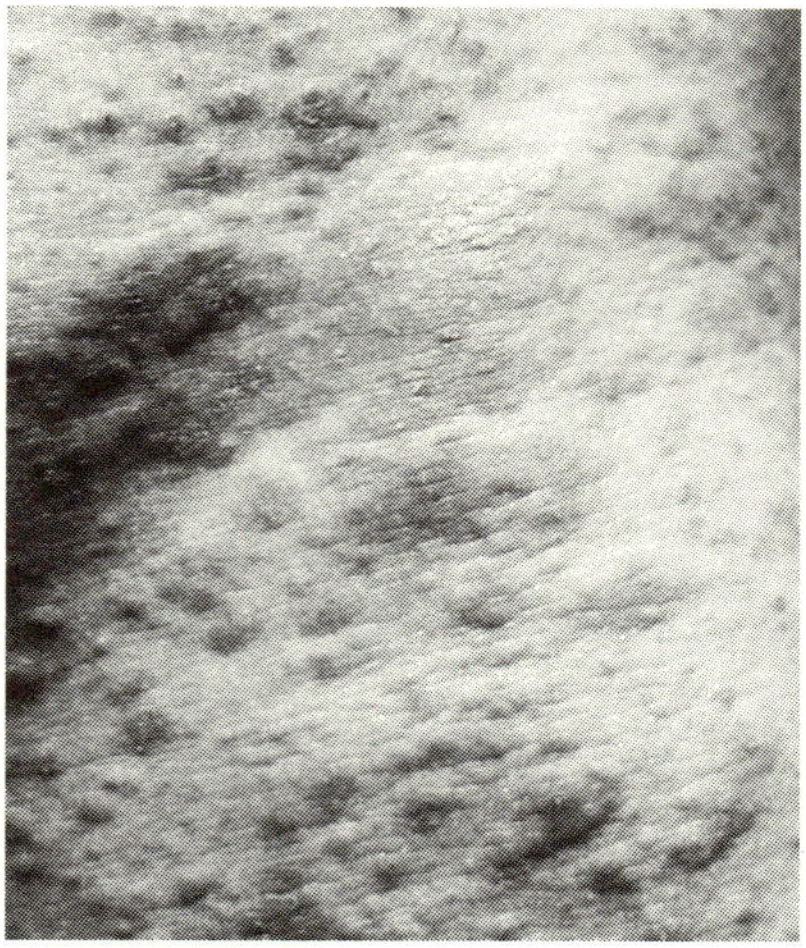

皮膚疾患症状

前回より慣れた本断食

本断食3日目は、前回に比べてかなり楽でした。

昼過ぎになるとなにか食べたい気分になるのですが、今回は「無」を楽しみたいと思う余裕がありました。

体調面では2日目の夕方くらいに気だるさと喉の違和感が出てきましたが、前回ほどのしんどさはありませんでした。

夫も、2日目の夕方くらいに気だるさと頭痛が出てきましたが、前回3日断食した時は立ち上がれないくらいの「好転反応」が出ていたので今回は症状が軽めです。

ちなみに好転反応とは、傷ついた細胞が新しく生まれ変わる時や、体内の有害物質が排出される時に、血液やリンパの流れが活発になることで発症する症状だと言われています。

簡単に言えば体に溜まっている毒素や老廃物が、体外に排出されるために起きる体の反応のことです。

めんげん反応の特徴

「めんげん反応」とも言われる、「好転反応」の一般的なあらわれ方は次のような症状があります。

①水のような下痢、②眠気・倦怠感・疲労感・盛んな排尿、③目やに・湿疹・かゆみ・にき

び吹き出物・発熱・一時的な便秘、④吐き気・頭痛・背中の痛み、⑤悪血《おけつ》。

日本の古典『高慢斉行脚日記』下巻でも、「もし、めんげんせずんば、その病いえず」と書かれています。めんげんがなかったら病気は治らないよ、ということですね。めんげん反応は病気が治る前触れということです。

しかしこの好転反応のあらわれ方は個人差があり、十人十色です。

また、断食による体の反応を、本当に好転反応や排毒と捉えていいものなのかどうかは、わたし自身の考えであり、他の人にあてはまるものではありません。単に体調が悪いという可能性もあるからです。

断食には危険が伴うので、好転反応ととらえて無理して我慢した結果、悪化して病院に行くころには手遅れになってしまうばあいがあるかもしれません。

くれぐれも自分で無理な判断はしないよう、注意してください。

さて、多少体調が悪かったものの、今回は夜に温冷浴をしたところ、気だるさや頭痛がなくなりました。

温冷浴の効果はバツグンで、かなりつらい時でも、「フッ」と体が軽くなり、スッキリします（温冷浴はコラム3に記述）。

さあ、断食3日目も無事迎え、断食より大事な回復食を乗り越え、体に溜まっている毒が少しでも多く出て、生理不順、無排卵、無月経の回復が今回の本断食で成功してくれたら本当に有難い、心からそう願い今回の断食を終えました。

断食は偉大だった!

断食の結果は……前回の断食の時と同じく、回復食3日目にあたる2015年12月11日に生理が来てくれました! 回復食3日目というのは偶然ではない気がしてきます。

本当に嬉しくて涙が出ました。

毎月生理が来るのが当たり前だと思い、わずらわしいとも思っている方も少なくないかも知れません。

わたしも当たり前のように生理が来ていた時は、毎月憂鬱でした。生理痛も寝込むくらいひどく、生理中は常にイライラして、夫に当たり散らすこともありました。

生理が心から幸せで、嬉しいと思う時がくるなんて想像もしていませんでした。

生理が自然に来てくれるようになれば、第一関門突破です。

わたしは無排卵でもあるので、生理が来てくれたからといって無排卵が治った確証はありません。道のりはまだ遠い。でも、自然妊娠への大きな一歩だと思いました。

断食が終わり、来月の生理が待ち遠しくて仕方なく、ちょうど新年だったこともあり初詣でもしっかりお祈りしたくらいです。

ここが正念場、来たる生理予定日

そして待ちに待った新年2016年1月7日。わたしの以前の周期だと、この日が生理の予定日です。

この日が正念場だと思っていたので、予定日を迎える前の1月4日にも1日断食を決行しました。しかし、予定日当日1月7日、また生理は来てくれませんでした。ここで負けてはならないとめげることなく、予定日の翌日の1月8日にも再度1日断食を決行しました。

その判断が功を奏し、何と1月11日に生理が来てくれたのです！

血の量は前ほど多くはありませんでしたが、経血コントロール（脱ケミカルナプキン）も実践し、生理痛も軽くなっています。

はたして、翌月も自然に生理は来てくれるのだろうか……。

わたしの感覚では、断食のおかげで自然に生理が来てくれる体に戻った感じもありました。2度の1週間断食の後、1日断食や日々の少食生活も続けていたので、体の中が変わっている実感があったのです。2月の生理を待ち望みました。

予定日は2016年2月9日。

果たして生理は無事来てくれるのか……。

祈る気持ちで予定日を迎えましたが、生理は来てくれません。でも自然に生理が来てくれる予感があったので、そのまま待つことにしました。

待つこと4日後……2月13日、34日周期で自力で自然生理が来てくれたのです！

この時は本当に感動しました。また、次の月3月12日も、29日周期で生理は来てくれました。

この間は2日断食（寒天断食）を実践しました。

生理が安定してくるようになり、生理不順、無月経はこれで治ったと確信しました。

次は無排卵が治っているかです。無排卵が治っていれば、自然妊娠も可能なはず。

体が健康になることが嬉しく、前向きに取り組めるようになっていました。

自然に生理が当たり前のように来るまでにかかった時間は……。

２０１４年11月22日から２０１６年3月12日で、合計４７７日。

わたしにとってはものすごく長い戦い、そして一世一代の挑戦でした。

この約1年4ヶ月の間、わたしのホルモンバランスは常に不安定だったので、ものすごくだるいなど、いろいろな症状に悩まされました。不妊治療に使ったクスリや注射の副作用の影響もあったと思います。

そして自分の体を信じた結果

生理が無事戻ってくれたことで本当に喜びが湧いてきました。

短い期間ではあるものの一般不妊治療で病院に通い、心も体も疲れきって、無理して注射をしながらタイミングを取る日々……今思い出すだけでも辛い。いわゆる「タイミング鬱」に

【不妊症克服の奇跡の道のり】

1日断食を何回かくり返す。

【人生初の断食】

準備期間1～2日＋本断食3日（水のみ）＋回復食3日間の計1週間。

はじめに準備食をしてから、2015年7月10日・11日・12日（絶食期間）

2015年7月13・14・15日（回復食）

2015年7月15日　回復食3日目　236日間ぶりに(7ヶ月＋24日目)、待ちに待った、自然な生理が来てくれた！

この断食後より1日1食生活スタート（約5ヶ月間）、日常生活もチェンジ（一気に脱化学物質の生活を試すことに。）

2015年7月15日以来、8月・9月・10月・11月まで再び生理がパッタリ来なくなってしまう……。

再度1週間断食を決行することに！

【人生2度目の1週間断食】

2015年12月5日より再び1週間断食スタート。

2015年12月11日　前回同様、またもや回復食3日目に生理が来てくれた。

新年が明けた2016年1月7日が生理の予定日だったため、気合を入れて2016年1月4日に1日断食決行。

予定日当日生理来ず……。

めげずに翌日1月8日にも再度1日断食決行。

その判断の甲斐あり、2016年1月11日に生理が来てくれた。

さあ翌月は無事来てくれるか？ドキドキしながら2月9日の生理予定日を待つ。

しかし2月9日に生理は来ず、しかし予感はあったので待ってみることに……。

待つこと4日、2016年2月13日　34周期で生理が来てくれた！

この間にも2日断食（寒天断食）も実践。

次の月3月12日も無事生理は来てくれた。

【第一関門突破】生理が安定して来てくれるようになり、生理不順、無月経の克服に確信を持つ。

自然に生理が当たり前のように来るまでにかかった時間は……。2014年11月22日から2016年3月12日で、合計477日。(1年3ヶ月と20日)

【無排卵・不妊症克服「奇跡のご懐妊」】

3月も無事生理は来てくれたので4月の予定日を待つ。

体は正常になったはずがまた予定日に生理は来ず……。

その後いつもと違う感覚を味わう。まさか……。もしかして……。

4月17日　妊娠検査薬にて「陽性」反応！

見事断食で無排卵、無月経を克服したぞー！そして断食で不妊が治ったー！！

なっていたのだと思います。

無排卵が治っているかどうかは調べていなかったのではっきりはわからなかったのですが、とりあえず無事月経が毎月来てくれるようになったので、今後も食生活、生活習慣も正していき、子どもは焦らずいつか自然に授かるのを受け入れたいと思っていました。

何といってもわたしには「断食」という強い味方もついているから！

そして奇跡は起こる——やったゾ！　ご懐妊

そうこうして翌月4月の生理の予定日を迎えました……。

ところが、来るはずの生理がまたもや来ません。体も治っているはず……どこか感覚的にいつもと違うような気がしました。

それから3日後、お腹がチクチクし、基礎体温もずっと37度と高いままです。

さらに2日後、夫婦の営みをしていると、夫が「いつもと違う！　膣の中がジュワジュワする」と驚いていました。

これはまさかの……！

翌日妊娠検査薬を試してみると、「陽性」です。

妊娠していたのです。突然奇跡は訪れました。

妊娠を喜ぶ前にわたしは

「やった〜！　断食で無排卵、無月経を克服したぞー！　そして断食で子どもができたぞー！」と叫んでいました。

そうなんです。断食で不妊が治ったんです。無排卵、無月経を克服できたんです。

わたしがみなさんにお伝えしたいのは、不妊治療を否定することではありません。不妊治療で授かる方もいらっしゃると思います。わたしも、もう少し治療を続けていたら治療のおかげで授かっていたかもしれません。

しかし、わたし自身は病院から早期離脱したので、金額も少額でしたが、本格的に続けて治療をするとなると、大金がかかってしまいます。

それに、不妊治療のせいで心は疲れていませんか？

副作用などで体は悲鳴をあげていませんか？

わたしの心は、病院にいくストレス、タイミングをとるストレス、無月経は治るのか、無排卵は本当に治ってくれるのか、そして本当に妊娠はできるのか、先が見えないストレスでいっぱいいっぱいでした。

何といっても、頑張っているのに赤ちゃんはできず、そしてまた生理が来てしまった時の絶望感。しかもその生理はクスリのおかげで来ているという事実。

また一からやり直し。本当に苦痛でした。

大好きだった夫との性行為も義務になってしまい、全然心から楽しめませんでした。

このワンクールで妊娠しなかったら、また病院に通わないといけない。

だからこの日とこの日は絶対にタイミング取らなきゃいけないという脅迫概念。

体もクスリの副作用やら、ホルモンバランスの狂いで常に重く、友達と会う時も作り笑いで必死に時間が過ぎるのを耐えていました。

ちょうど妊娠ラッシュだったのもあり、周りの友達は次から次へ妊娠をしていき、次はあなたの番ね、と無邪気に言われる。

わたしは「無排卵、無月経で不妊治療をしている」などとは誰にも話してはいなかったので、もちろん周りの人は悪気はないのですが、それがとても辛かった。

周囲に話して、知らないところで「かわいそうだね」と話題になるのも辛いです。

仲のいい友達、家族からも「そろそろ……」と言われる33歳という年齢。

何歳だろうが関係ありませんが、自分が不妊の状態のときに言われる「そろそろ……」ほど、こたえる言葉はありません。

唯一知っていて、その時に支えてくれた夫には本当に感謝しています。

不妊で悩んでいる人に伝えたい

だからこそ、今不妊で悩んでいるあなた、不妊治療をされているあなたにも、わたしの経験をお伝えしたいのです。

わたし以外でも断食で不妊を克服し、待望の子宝に恵まれた事例は探せばたくさんあります。あなたのきっかけのためにもいくつか紹介したいと思います。

山田豊文さんと船瀬俊介さんの共著、『夫婦で楽しむ、ファスティング入門』（三五館）にも、「鶴見隆史医師は、平然と言い放ちます。『わたしほど、女性を妊娠させたオトコはいませんよ。17年間、まったく子どもができなかった女性が、鶴見式の酵素断食を実践したらすぐ妊娠したんだから』」とあります。

さらに熱海断食道場代表の平川郁氏は、「夫婦で断食すれば、すぐに子宝に恵まれます。これからは道場も不妊症の改善に向けて指導していきたい。100万、200万円もかかる不妊治療を受けるぐらいならぜひ断食（ファスティング）をしてもらいたいですね。劇的に子どもは産まれます」と心強い言葉を述べています。

断食で不妊が治った症例①

寺井嵩雄先生が書かれた『断食のすすめ』（柏樹社）の中の手記より、大阪市、宮崎千津子さん（28歳）の喜びの体験を紹介します。

結婚5年目にして、子どもが産まれない。大阪大学医学部附属病院の診察を受けると、千津子さんは子宮発育不全だといわれます。

「それ以来、夫婦ともにホルモン注射や、その他、いろんな薬を飲み、治療を受けましたが、何の効果もなく、寂しく暮らしていました」

ところが、最後の望みを託して訪ねた婦人科医から、思わぬアドバイスを受けます。

「体質を、根本から変えるような治療法で、身体に刺激を与え、体質改造して、内分泌が調整され、子宮に変化が起こってくるようにする必要があるから、その方法として断食療法をおこなうのもよいかもしれない」

その医師は、こう言い足しました。

「もちろん断食療法は、医学的に専門医の指導を受け、適切に実行する必要があるが、心配はないからやってみなさい」

千津子さんは、初めて聞く断食療法に心配と驚きはあったものの、子ども欲しさに意を決してやってみることにしました。

いろいろ問い合わせて、奈良・生駒山に断食寮のあることを知り、静養院を訪ねました。

訪問を喜んで、寺井嵩雄院長が出迎え、直接に指導説明がおこなわれたのです。

「あなたが婦人科の先生に相談され、刺激変調療法として身体改造の断食を勧められたことは本当に幸いでした。

断食療法が主眼とするのは断食終了後に起こる潜在生命力の反発です。刺激に対する生体の反応ですが、これは、冬眠動物が冬眠より醒めたときの元気を想像してみてください。

春になると野や山が新緑になるのは、何を意味していますか？

冬の刺激に対する植物樹木の反応です。

人体を構成する無数の細胞は、断食の刺激によって強大な潜在能力を蓄積し、断食が終わるとたちまち肉体改造に、その蓄積力が使用されます。それが断食後に得られる体質改造のメカニズムです。

肉体が改造され、新しく変化すれば、内分泌も自律神経もバランスがとれ、全機能は正備に働きだして、目的を達することができるのです」

彼女は、この説明に十分納得し、断食に入りました。

「はじめは、多少つらい思いでしたが、5日ほど過ぎる頃から、楽になり、毎日の日課をすませ、散歩したり、編物手芸などをして、無事14日間の断食を終了。食養期間も異常なく退院しました」

退院後の体調は、一変しました。たいへん元気になり、気持ちも晴ればれ。愉快な日々が過ぎていく。

「そして、3ヶ月目になって、待ちに待った妊娠の喜びを迎えたのです。その年の9月、体重も標準の元気な女の子に恵まれました。

わたしたち夫婦の喜びは到底筆舌に尽くせません。このかぎりない悦びは、断食療法のおかげです」

夫妻は、さらにその後、2人目の子どもを授かりました。

断食で不妊が治った症例②

次は、田中式ファスティングで有名な断食の専門家、断食メガネこと田中裕規先生の指導で治った症例をご紹介します。

「40代のお客様は、1年近く妊活治療（体外受精）をおこない一度も着床が出来ませんでした。この方のばあい、食改善、活性酸素を除去するサプリを飲んで体質改善、7日間のファスティング・断食を2回おこなっただけで、はじめて着床することが出来ました。

しかし、もともと採取していた卵子が古い卵子だったためなのか、不育で流産してしまいました。しかし、はじめて妊娠したことに『希望が持てた！』と、とても喜ばれました。

そして2ヶ月後、自然妊娠し、無事元気な男の子を出産することができました」

断食で不妊が治った症例③

もうひとり、田中先生のもとで不妊が治った症例です。

「40代のお客様は3年近く妊活治療（顕微受精）をおこなっていましたが、一度も着床せず、ほとんど諦めかけていた状況でした。そんな時にわたしの噂を聞き、カウンセリングをおこないました。この方のばあいは、6ヶ月間毎月3日～5日のファスティング・断食と食改善、サプリで体質を改善する事でこの方も自然妊娠することが出来ました。

これまで妊活治療、体外受精などで１０００万円強使ってきたのに、ファスティングとサプリで自然妊娠が出来るなんてウソみたい！　と、とても喜んでらっしゃいました」

断食で不妊が治った症例④

石原結實先生の著書『プチ断食健康法』（ＰＨＰ文庫）では、35歳の主婦で、結婚7年目になるが未だ子宝にめぐまれない方の手紙が掲載されています。

「石原先生のご指導のとおり、ニンジンジュース断食を開始、食生活をはじめとして生活改善を図りましたところ、6月に妊娠が判明（予定日は来年の2月9日）、それも双子にめぐまれました。

家族中大喜びで、本当に心より感謝申し上げます」

更には「ここ1～2年の間に、保養所でジュース断食をしたり、自宅でニンジンジュースを始めた人の中で、何組もの夫婦から、不妊で悩んでいたのに妊娠した、という喜びのお便りをいただきました」と石原先生の言葉が述べられています。

これらの治療例があっても、断食が万能だということにはならないと思います。

しかし確かに身体の能力が目覚めているはずなのです。

だから声を大にして伝えたい！

「断食で妊娠力を上げよう！」

「生理不順、無排卵、無月経も怖くない！」

「高価な不妊治療よりまずは断食！」

「二人目不妊も悩まず断食！」

妊活しはじめた方も、まずは試しに断食をしてみてほしいと思います。

コラム3

不妊に冷えは大敵！　血流を良くし冷え症を改善する方法「温冷浴」

スポーツ選手もやっている疲労回復、筋肉痛やだるさも解消！

温冷浴は、温浴と水浴を交互にするため、皮膚が鍛えられ、体液を中性に保つので自律神経のバランスも整えられます。

疲労回復、筋肉痛はもちろん、風邪もひきにくくなり、冷え症の改善にも役立ちます。新陳代謝がよくなってくれるので肌もきれいになります。

やり方

水浴と温浴を交互に繰り返す入浴法です。温浴は浴槽で、水浴はシャワーでもＯＫ。

①水浴（シャワー）を1分したあと、

②温浴を1分する。

これを4セット繰り返し、最後に水浴を1分やります。

（①水　②温　③水　④温　⑤水　⑥温　⑦水　⑧温　⑨水）

水浴をシャワーでやる場合は、まず足先からだんだん上の方へと進んでいく。
・足先に3秒間、ひざ下に3秒、ヘソに3秒、左肩に3秒、右肩に3秒、さらにこの左肩・右肩へ3秒ずつを2回くり返す。これを1セットとし、合計2セット。これで約1分になります。
・首から上はやりません。
・9回以上やってもよいのですが、必ず水で始めて水で終わるようにします。
・温度の目安は、温浴は41~43度程度、水浴は14~15度程度が適温。水の温度は無理せず我慢せず出来る温度でご自身の体調に合わせて下さい（25度程度まで上げてもいい）。

わたしは、はじめの頃はお湯も冷水もシャワーでやっていましたが、今はお湯はお風呂に溜めて、冷水のみシャワーでやっています。その方が効率はいいですね。

お風呂に入る前に水を少し飲む方がいいと思う方も多いと思います。

しかし、温冷浴でも普通の入浴でも、入る直前に水を飲むのは危険だと言われているので気を付けてください。風呂場で脳卒中や脳出血が起こるリスクが高くなるそうです。

そのため、温冷浴をやる40分くらい前から、水分は摂らない方がいいですね。

とはいっても、口が渇いてしまってるときなど、わたしはがぶ飲みは控えますが、少しは飲んでいます。入浴後は真っ先に水分補給のため、充分飲んでくださいね。

お風呂は疲れを取り、リラックスやコミュニケーションにも最適な空間だと思います。

なので、たまには湯船に浸かって半身浴などゆっくりするのも楽しんでください。

注意事項

重症の慢性疾患がある人、重い高血圧、心臓病、肝臓病、慢性腎不全、酔っているとき、熱があるとき、薬を服用してるときなど、温冷浴はひかえましょう。

なお、不整脈がある人、血圧が高めの人、貧血気味の人、体力が低下している人で、特に65歳以上の人は全身浴は避けて、ひざから下だけでおこなうくらいにしましょう。

第5章　挑戦は慎重に——断食のやり方を徹底紹介！　断食レシピ大公開

本章では断食のやり方をご紹介します。まずは、わたしが実践した本断食から。

本断食——3日以上固形物を摂らない断食

本断食は、3日断食（準備期間1〜4日＋絶食期間3日＋回復食3〜4日）を体調に合わせてやります。

断食期間は合計すると、1週間〜11日。

かつて本断食とは、水以外のものは一切口にしないものを指していました。

しかしこの断食方法は、人体にとって、精神的にも肉体的にも想像以上に負担が強く、危険です。事故が起こる可能性も少なくありません。

甲田先生も過去に何度も大変な事故に直面されたそうです。

たとえば胃潰瘍からの出血で救急病院に運び込んだことや、腸の癒着が原因で軽い腸捻転を起こしてしまったり、テンカンの大発作が連続で出てしまったりなど、一見健康そうに見える人でも油断は大敵です。

このように、水断食は過酷であり、かつて死亡事故が起きてニュースになったこともあって、実行する人が減っています。水だけでする本断食ではなく、一般的におこないやすい断食として、ミネラルファスティングや酵素ドリンク、青汁やすまし汁を使うことが普及してきました。

わたしは、水での本断食をおこない、その時の絶食期間は3日間でした。これを2度ほどやりましたが、その後は水のみの断食はおこなっていません。

初めての方もそうでない方も、万が一のことがあってはいけませんので、独断で断食は絶対におこなわず、専門家の指導を受けてください。

水のみの断食は過酷で危険もありますので本当におすすめしません。

本断食の即効性

病気によって差がありますが、治療を早くしたいばあいに、本断食の即効性や効果は目を見張るものがあります。わたし自身も本断食での即効性には驚きました。

もちろん半日断食（1日2食）を毎日やり、たまに1日断食も組み込んでいけば、本断食同様の効果が期待できると言われていますし、体質も確実に改善されていきます。

ただ、無理に長期断食をするよりも、短い断食をこまめにくり返す方がストレスもなく安全です。ご自身の体と相談して向いている方を選ぶのがいいでしょう。もちろん1度の本断食によって、すぐに効果が出るばあいもあれば、1度だけでは良くならないばあいもあるでしょう。

1日断食――「丸1日固形物をとらない」

この断食は丸1日、青汁や野菜ジュースなど固形物以外のもので過ごすことです。

注意点として、前日に「明日は1日断食だから」と無理して食べ過ぎてしまうと、かえって空腹感が強く出ます。空腹になれるために、前日は準備食で過ごしましょう。

本断食、1日断食、半日断食ともに水分はしっかり1日1・5～2リットル程度はとってください。どうしても空腹がつらいばあいは、少量のフルーツを食べたり、天然塩を舐めてみたりしてください。天然塩は脱力感をやわらげてくれる効果があります。

半日断食――簡単でおすすめの誰でも気軽に出来るプチ（半日）断食

この断食は、朝ごはんを抜き、1日2食にするということです。前日の夜から翌日の昼まで、固形物を食べません。（約16～18時間ほど）抜くといっても、固形物を摂らないだけで朝食として野菜ジュースや水分はしっかり摂ってください。必要であれば、糖分（黒糖など）も摂ってください。

朝食を抜いてしまうと、はじめは空腹感で昼食を多く食べたくなると思いますが、慣れれば大丈夫です。1日2食については次章で説明しています。

断食中の注意事項

断食では、カフェインを含むコーヒーや紅茶、お茶などや、清涼飲料水は控えるとよいでしょう。その代わりしっかり水分は摂ってください。

また、その他避けるべきものは次のようなものです。

・アルコール、タバコ
・アメやガムなど甘味類や嗜好品
・激しい運動
・肌呼吸を促すため化粧は避ける
・シャンプーや石鹸など

わたしは普段から食後にコーヒーを愛飲しています。

しかし断食中のカフェインは良くないと言われているため、わたしが不妊を克服したときの断食の際はコーヒーを飲みませんでした。なにごとも原理原則ではつらいので、今は断食中でも飲むようになりました。俳優の榎木孝明さんが30日間の断食をしたときも、コーヒーを飲む方が調子がよかったと語っています。

準備食・回復食の大事さ

断食には多様な方法があることを紹介してきましたが、人それぞれの体質や体調、そして自身の性格に合ったやり方を選んで実行するとよいでしょう。

ただし、断食後の食生活の乱れを正さなければ意味がありません。断食をしても以前の食事を続けるのであれば、また元の体に戻ってしまいます。

せっかくの断食をより良いものにするために、準備食、回復食をまずはキッチリ実行することが大切です。慣れてくれば、自身のあんばいで臨機応変にするのはいいと思いますが、無理や無茶は禁物です。

断食後の回復食のルール

断食後に口にする回復食によって、断食の成否がわかれます。

断食の反動で、お腹が減ったからとガツガツ食べてしまう人がいます。

急にたくさん食べると、胃腸に負担をかけて危険です。腸壁が荒れたり、肝臓がはれてしまい、よけい体を悪くすることもあります。

赤ちゃんは急に固形物は食べられないのと同じようなもので、断食後の胃腸は生まれたての状態になっていると考えてもらったらわかりやすいでしょう。

また、断食によって吸収力が上がることも配慮しなければなりません。今までは食べたものから6割程度の栄養を吸収していたとしたら、断食のあとの飢餓状態では、「またいつ食べ物が来るかわからないから今吸収しなきゃ」と、栄養になるものは全部吸収しようとします。

断食を体験したことがある人なら経験済みだと思いますが、「断食中以上に、回復食を守るのが難しい、辛い」ものです。

断食中には忘れていた「食欲スイッチ」が、回復食を食べ始めると「オン」になってしまうので、食べたい衝動が出てしまいます。周囲には食べ物の誘惑が溢れていますが、負けないでください。

この回復食中にいろいろな症状が改善されることが多いので、せっかく断食をするのであれば、回復食が終わるまでが断食と思い、頑張りましょう。

わたしは、2度の断食とも回復食の3日目に症状は改善しました。

断食前後の食事プラン

回復食も準備食も発想は同じです。

断食前の食事を準備食といい、断食を終えた後に食べる食事のことを、回復食と言います。

1日断食したら、1日かけて普段の食事に。

3日断食なら、3日かけて徐々に普通食に戻していきます。

次は実際にわたしがやっている回復食のメニューです。

【1日目　朝】重湯。

【1日目　昼】重湯と具なし味噌汁。まだ固形物は避けたほうがよいでしょう。

【1日目　夜】やっと半がゆと具なし味噌汁。
【2日目　朝】おかゆと具入り味噌汁もしくは野菜スープ。少しずつ固形物を入れていきます。具材は豆腐など消化のいいものを。わたしは寒天を溶かして入れたりします。
【2日目　昼】おかゆ、具入り味噌汁（野菜スープ）、ちょっとした温野菜（蒸した野菜など）をよく噛んでいただきます。
【2日目　夜】ご飯（好みでおかゆ）、具入り味噌汁、納豆やちょっとした煮物など。
【3日目　朝】ご飯、具入り味噌汁や野菜スープ、ひじきやほうれん草やおひたしなど。
【3日目　昼】そばでもご飯でも。野菜は多めに。
【3日目　夜】ご飯、味噌汁、野菜料理、納豆、煮物など。
【回復食終了】通常食

このように徐々に普通食に戻していくことを意識して回復食のメニューを立ててみましょう。

回復食で避けた方が良い食材

回復食で避けたい食べものは次のものです。

・動物性食品（肉、卵、魚、乳製品など）
・小麦粉製品（パン、クッキー、ケーキなど）
・油物（揚げ物全般、炒めもの）

・調味料（マヨネーズ、ドレッシング、バターなど）
・お菓子類（スナック菓子、まんじゅう、洋菓子など）
・カフェインを含むコーヒー、紅茶、緑茶など

回復食でおすすめの食材

回復食にも定番のもの、おすすめのものがあります。

・重湯、おかゆ
・味噌汁、醤油、納豆
・漬け物、梅干し
・野菜（大根、ニンジン、カボチャ、玉ねぎ、小松菜、キャベツ、ほうれん草など）
・海藻類（ひじき、昆布、寒天、のり、ワカメなど）

小腹が減ったらナッツ系やリンゴ、みかんなどの果物を食べましょう。

回復食中も排毒は続きます。もちろん十人十色ですのでどんな症状が出るかは人によって違います。フラフラしてしまう時もあります。そんな時は糖が足りていない状態です。低血糖に陥っている可能性もあり危険ですので、無理せず様子をみながら、少量の黒糖を食べたり、酵素ドリンクを飲むなど、自分に合うものを探してみてください。

回復食後の食生活

断食をおこなう目的は人それぞれですが、そのひとつは、普段の日常生活での食事を正すことにあると思います。

特に、断食によって食べ過ぎない習慣を身につける。これが最大の目的ではないかと思います。週に1回断食するから他の日に沢山食べてもいい、というのは間違いです。

断食をおこなうと胃が小さくなり、しっかり噛んで食べれば以前より少ない食事量でも満足できるようになります。そうなるためには、少しずつ慣らしていくことが大事です。

半日断食に、ときどき1日断食を組みあわせておこなえば、宿便が排泄され、身体の調子も良くなり、体質や問題が改善されていきます。

断食の効果にはもちろん個人差があります。断食すればすべてが治るというわけではないとわたしは思っています。

無理して我慢するのであればストレスがたまってしまいます。ストレスが一番よくないですので、無理なくストレスなく楽しんで続けられるかを基準にして、できそうなことを生活に取り入れてみましょう。

断食が不向きな人

本断食はもちろんのこと、負担の少ない半日断食や1日断食でも避けた方がいい人がいます。

甲田先生は次のように著書の中で書かれています。

【半日断食を避けた方がいい人】 基本的に病気の人でも半日断食をおこなうことができます。しかし、末期ガンや重い肝臓病（肝硬変）、腎臓病（腎不全）、心臓病、不整脈がある人は医師に相談してください。

一食抜いただけでも、胃がもたれてしまったり、脱力感が強かったり、体重が目に見えて減るばあいなども避けたほうが無難です。

このような症状は胃下垂の人にあらわれることが多いようです。胃下垂を改善してから断食に取り組んでください。胃下垂改善には、コラムに記述した毛管運動、合掌合蹠運動、金魚運動が効果的です。

【1日断食を避けた方がいい人】 こちらは半日断食のばあいと同じです。

【本断食を避けた方がいい人】 胃潰瘍、十二指腸潰瘍、ガン、重症の糖尿病、腎不全、副腎皮質ホルモン（ステロイド）を使用している人、その他体重が平均よりも2割以上少ない人は本断食をしてはいけません。

断食指導もされている、みうらクリニックの三浦先生はこう言います。

「僕の師匠は、健康な人が健康維持のためにするのが断食だと定義しています。

病気の人にも断食は効果がありますが、体質、体調によります。その人の健康状態を診察してから決めているので、断食は気をつけた方がいいでしょう」

著書の中でも「消化器系の大きな病気の人や病気で体重が落ちている人」など、断食に向き不向きがあることをわかりやすく書かれています。

極端に痩せていたりする方は、不妊症を治すためにもまずは必要な栄養を取り込むことが先決です。その他、特定の食事法にこだわりすぎてしまうことにより、食事内容が偏ってしまい、そのため必要な栄養が摂れず、生理が止まってしまうこともありますので気をつけましょう。

断食の種類・レシピ一挙大公開！

断食には本断食、半日断食といった断食期間の区別以外にも、食べるものによっても区別され、さまざまな種類と方法があります。

本章では、「西式甲田療法」よりわたしが体験したものなどを中心に、「すまし汁断食」、「青汁断食」、「フルーツ断食」、「寒天断食」の４つを一挙公開します！

「すまし汁断食」のやり方

すまし汁断食は、何といっても美味しい！　断食のストレスもやわらぎ、しょうゆの塩分のおかげで便も出やすくなるのが特徴です。黒糖も摂るため低血糖も防げます。

ただ、塩分を摂ることになるので、腎機能の悪い方は青汁断食をおすすめします。

以下はすまし汁のレシピと「すまし汁断食」のやり方です。

材料（1食分）
・水540cc（3合）
・乾燥昆布10グラム
・干ししいたけ10グラム
・黒糖30グラム
・しょうゆ30cc

540cc（3合）の水と昆布10グラム、干ししいたけ10グラムを鍋に入れてだいたい3～5時間置くとより美味しく仕上がります。わたしは待たずにすぐに火をかけてしまいます。沸騰手前で昆布と干ししいたけを取り出します。そこへしょうゆを30cc入れたら完成です。黒糖30グラムを溶かして入れるもよし、入れずにそのままかじって食べてもOKです。糖も摂れるので体調も崩れにくくお気に入りです。この、すまし汁を温かいうちに朝夕と2回飲みます。注意点はカツオ節・煮干しは動物性なので使わないことです。

「青汁断食」のやり方

次は青汁断食の紹介です。青汁断食には、「青泥《あおどろ》」とそれを濾した「青汁」（生野菜ジュース）の2種類があります。

材料（1回分）
5種類以上の葉野菜を合計約250グラム使います。以下は一例です。
・大麦若葉
・青ジソ
・パセリ
・モロヘイヤ
・小松菜
・水菜
・焼き塩　少々
・水　約200cc
（お好みでレモンやリンゴや酵素ドリンクなど混ぜてもOK）

青汁の作り方のポイント

野菜は5種類ほど混ぜてください。

塩は忘れず入れます。焼き塩を使った方が、水に溶けやすく、消化を助けてくれます。

氷を入れた方が飲みやすいのですが、冷たいものは胃腸に刺激が強く、消化にもよくないため常温で飲むことをおすすめします。

作ったらできるだけ早めにゆっくり噛みながら唾液を出すよう意識して飲みます。

1日2回で分量は1回約200㎖です。

胃腸が弱い人は青泥ではなく濾した青汁の方がよいでしょう。

青汁にしやすいオススメ野菜

原則として、「実」になっているものは使いません。

たとえば、トマト、豆類、オクラ、アスパラガス、きゅうり、ネギなどはいれないように注意してください。

基本的に旬の野菜を使うのが、栄養価も高く、値段も安く、フレッシュなのでおすすめします。

先ほど（一例）であげたおすすめの野菜以外にも、ケール、キャベツ、白菜、にんじんの葉、ルッコラ、つるむらさき、セロリ、レタス、春菊などもいいです。

青汁を美味しいとは思えない人もいるでしょう。療養中の方以外なら無理に飲む必要はないと思います。わたしも始めは試しにやっていましたが、現在は飲んでいません。

「良薬口に苦し」といいますが、かえってストレスになるくらいであれば、美味しく飲みやすくする工夫を取り入れ、自分の飲みやすいようにしましょう。

「フルーツ断食」のやり方

フルーツ断食は至ってシンプルです。末期ガンを人参りんごジュース断食などで完治したムラキテルミさんもおすすめしています。

朝は固形物はとらず、昼や夜は好きなフルーツを食べる。ジューサーで搾ったフルーツジュースでもいい。

わたしは、最近はフルーツで1日断食をすることが多いです。美味しいですし、食べられることで空腹感もやわらぎます。たとえば昼にりんご1個、夕方にキウイ1～2個。お腹が減っていればフルーツなら食べても大丈夫です。ただ限度はあります。

これはわたしのお気に入りの断食法です。このフルーツ断食を1、2日おこなうばあいは、断食中にフルーツを口にしているため、回復食はそこまでシビアにならなくても体験上からも大丈夫と言えます。

「寒天断食」のやり方

寒天断食は寒天を食べるため、空腹のつらさもやわらぐやりやすい断食です。

寒天断食で食べる、基本の寒天ゼリーの作り方をご紹介します。

材料（1食分）
・棒寒天なら1・5本、粉末なら約10グラム
・水3合（540cc）くらい・黒糖、ハチミツなどの甘味30グラム
・塩4グラム

作り方ですが、棒寒天のばあいは、寒天をさっと水洗いをして、鍋に水を入れて寒天を多少細かくちぎり入れて煮詰めます。寒天は3分くらいで徐々に溶けていきます。細かくちぎった方が早く溶けます。

少し煮詰まってきたなと思ったら（450cc程度になったら）、黒糖かハチミツと自然塩を入れて混ぜます。黒糖かハチミツ両方を入れてはいけません。

次に容器に入れて固めます。粗熱を取ってから冷蔵庫に入れるか、あまり暑くない時期なら常温でも数時間で固まります。熱いうちにそのまま飲んでもいいし、冷蔵庫で固めてもどちらでもOKです。

作るときは、まとめて作りおきしておくのがベストです。わたしは固まった寒天を一口羊羹サイズに切っています。お店のスイーツを食べるような気分になれますよ。

たくさん食べたい方は、棒寒天2本分に増やしても大丈夫です。少食の人も最低1本分は食べたほうがいいです。

わたしは、甘味の代わりに、きな粉や黒すりごまをプラスしています。混ぜずにダイレクトにハチミツをかけて食べても美味しいです。

寒天断食のメリット

寒天断食では、断食で起きる危険性がある、腸閉塞や腸捻転を防ぐ効果があります。また、2日〜3日くらいの本断食の際に、回復食をきちんとするために食べる量を減らすのが基本ですが、寒天断食（1日）もそこまでシビアにはならなくていいというのが嬉しいところです。寒天は美味しいし、断食中にテンションが上がって続けるモチベーションにもなります。胃腸が健康な方なら、基本的な甘味・塩分の分量は守って、消化に良いものであれば、きな粉をちょっとかけてみたり、いろいろアレンジしてやってみるのもいいと思います。自分好みな寒天ゼリーを楽しんでください。

寒天オリジナルレシピ公開！

わたしのオリジナルレシピを紹介します。

①すりおろしりんご寒天

ただの寒天では味気なく思ったのがりんご寒天の始まりです。

基本の分量にすりおろしたりんごを入れて、栄養たっぷり。きな粉をかけると甘味が増して美味しいです！

りんごの量は約1個を使います。注意するポイントは、作り終わった寒天の粗熱をとってからすりおろしりんごを投入することです。

投入したら味を均一にするため、よく混ぜてください。

②色みもきれいトマト寒天

粗熱をとって完成した寒天に、トマトジュース100ccを混ぜ合わせるだけ。このトマト寒天はさっぱりしてクセになる味です。

③一番おすすめバナナ寒天

わたしが一番好きなのがバナナ寒天です。これがかなり美味い！

寒天を混ぜ合わせたところに、バナナを1・5～2本くらいをすりつぶして加えます。

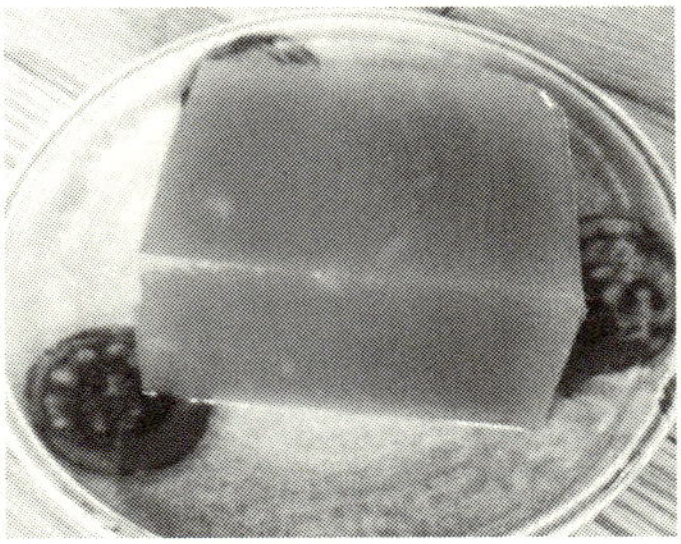
トマト寒天

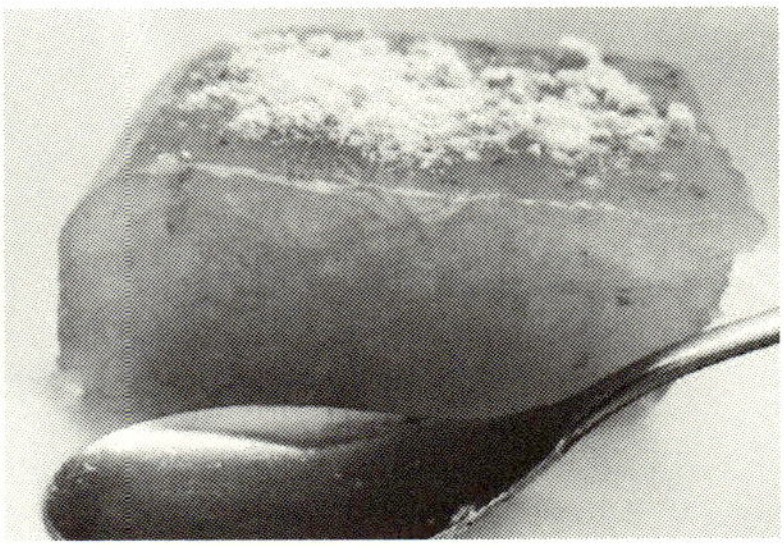
すりおろしりんご寒天

こちらも注意するポイントは、作り終わった寒天の粗熱をとってからすりつぶしたバナナを投入し、まんべんなく混ぜ合わせること。バナナ寒天は1日寝かしてあげると、より馴染みまろやかになります。びっくりするくらい美味しくなりますよ。黒すりゴマを入れても最高です。

どの断食法もメリットがありますので、自分の体とよく相談し、始めやすいものから試してみてください。

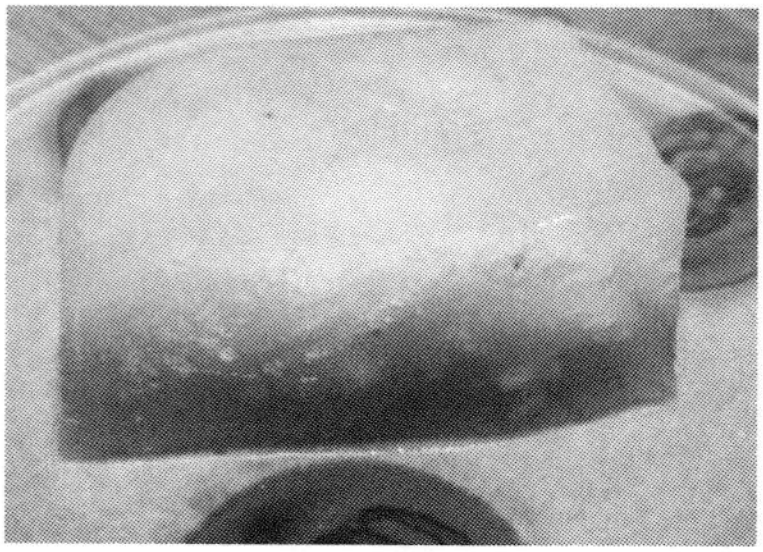

バナナ寒天

コラム4　便秘がちの時、坐骨神経痛やギックリ腰などにも効果的な「金魚運動」

不妊克服のためや健康な体づくりにおすすめの運動法

今回の運動も、もちろん妊娠前から妊娠中以外の方にも、老若男女を問わず、生涯通して楽しく健康でいるために考案されたものです。

「西式六大法則」よりピックアップしてお伝えしていきます。

金魚運動は、背骨の歪みを矯正し、内臓なども本来の状態のあり方に戻してくれるため、便秘がちの人、虫垂炎、腸捻転、腸閉塞の予防や、坐骨神経痛やギックリ腰などにも効果的です。

やり方

①平らな床にあおむけに寝て、首の後ろで両手をしっかりと組む。

＊頭の後ろじゃなく、首の後ろに手をあてます。

②ひじは床に近づけて胸を張る。

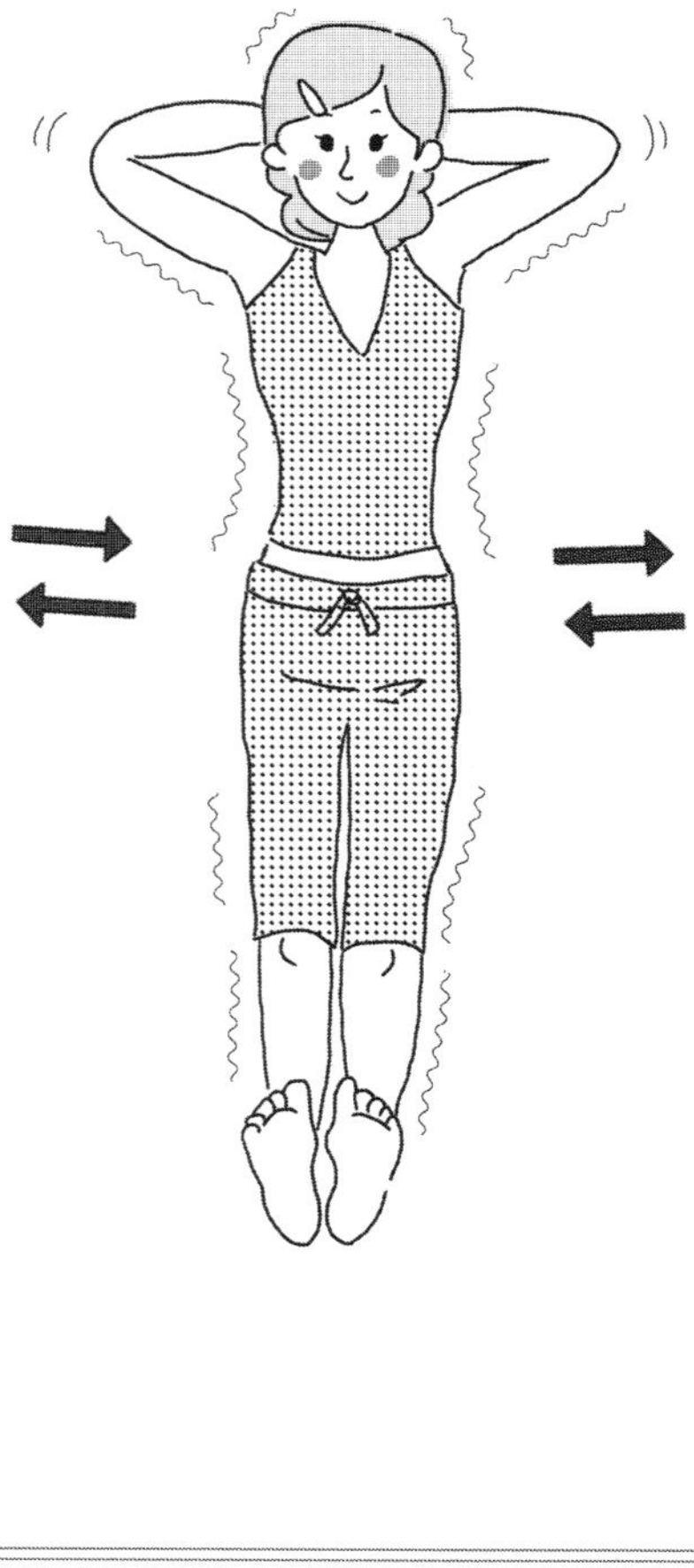

＊ひじがなるべく浮かないように。
③両足をぴったりそろえ、足首を手前に90度起こす。
＊つま先はひざのほうに反らすということです。
④魚が泳ぐように、体を「く」の字に小刻みにすばやく動かす。
⑤これを朝晩各1回、1〜2分おこないます。
肩甲骨に意識を置きながら、小刻みに揺らすイメージでやるとうまくいきます。

わたしも最初は「小刻みに揺らす」ってどれくらい小刻みに揺らしたらいいのかよくわからず、腰やお尻をフリフリしていました。肘を浮かせないこと、肩甲骨に意識を置くのがコツです。慣れれば簡単です。

帝王切開後やその他術後の癒着防止のために取り入れるのもとても有効です。術後は特に無理せず徐々にできる回数を増やしていくことが望ましいです。

注意して欲しいのは、効果を早めたいと思って無理しないこと。ご自身の体調や状況に合わせて始める時期や回数などを考慮してやってくださいね。

背骨・骨盤の歪みを正す、寝てる間にできる健康法「平床寝台・硬枕利用」

人生の3分の1は睡眠です。この睡眠時間を利用する、画期的な健康法です。

やり方はとっても簡単。

①厚さ10～20ミリ程度の平らな板にあおむけで寝る。これを平床寝台と言います。

②硬い枕で寝る。これを硬枕利用と言います。

枕ですが、西式健康法では、半円形の硬いかまぼこ状の「木枕」の使用をすすめています。

これによって、背骨、骨盤の歪みが正しくなります。

昔から「背骨の正しい人に病人はいない」と言われるほど、身体の基盤になっています。

現代は 特にデスクワーク、パソコン仕事やスマホを見るなど、つい下向きになりがち。ストレートネックになる人も増えています。

四足歩行の動物たちより、二足歩行の人間の背骨は、必然的にゆがみや狂いが生じやすいのも事実です。

寝てる間にできる健康法です。とてもらくちんなのでおすすめです。

やり方のコツ

できるだけ硬く、身体が沈まない平らな板にあおむけで寝るのがベストです。わたしは畳の上にヨガマットを敷き、その上に夏なら薄いブランケット、冬はペラペラの薄めの毛布をひいて寝ています。

枕は、木枕は使わずバスタオルをくるくる巻いて硬くし、高さも調節しています。高さの目安は自分の「薬指の長さ」にしています。

人によっては木枕だと硬くてしびれる人がいるようですので、タオルを当てたり工夫するといいと思います。

敷布団は、俗にいう「せんべい布団」をイメージされると良いでしょう。

寒い時は、新聞紙をヨガマットのサイズに合わせて切り、ヨガマットの裏面に貼り付けます。そうすれば体温が逃げず寒くありません。新聞紙1枚しか貼っていないのに高い保温効果で驚きです。

背骨、骨盤の歪みは、健康面ではもちろんのこと、不妊やすべての不調に通じるものがあります。骨格は体を作る基盤ですので、この西式健康法・六大法則の平床寝台・硬枕利用をおすすめします。


コラムではわたしが実践しているごく一部の運動をご紹介しました。

より詳しく知りたい方は、「西式健康法」の考案者、西先生の著書もしくは弟子であった甲田先生や森美智代さんの著書など、他にもたくさんの書籍がありますので一読をおすすめします。

第6章　少食のススメ　食の考え方

本断食は準備も必要ですし、泊まり込みでおこなうなど、何かと大変なもの。よりかんたんに、毎日継続できる断食として、「プチ断食・少食」があります。

「腹八分に医者いらず」医学的にも立証された実験

1999年のサーチュイン遺伝子（長寿遺伝子）の発見により、少食長寿が医学的にも立証されました。長寿遺伝子の発見者、レオナルド・ガレンテ博士（米・マサチューセッツ工科大学）は、カロリー制限で長寿遺伝子がオンになることを突きとめたのです。

1935年には、すでに「マウスを腹六分で育てたら寿命が2倍に延びる」ことが証明されていました（米・コーネル大学、マッケイ博士）。

2009年、アカゲザルを使った研究でも、腹七分にしたサルは好きなだけ食べたサルに比べて1・6倍長生きしたという結果もあります（米・ウィスコンシン大学）。

その他、沖縄の長寿者に対しての調査では、日本本土の人より20％ほどカロリー摂取が低いことがわかっています。
その昔から「腹八分に医者いらず」と言われているほど、少食は健康維持の秘訣なのです。

1食抜いてお金も節約、芸能人の間でも大流行

食品添加物が多いこの時代、少食の習慣を持つことは自然と食品に気をつけることにつながります。しかも1食抜くのでお金も節約できます！

最近、芸能人を始めとして1日1食が大流行しています。1日1食は色々な効能が言われており、周りの実践者は、みんな調子が良さそうです。

わたしたち夫婦も1日1食を5ヶ月試してみたことがあります。多少は効能を感じましたが、夫は痩せやすい体質なのか体重がグングン減っていき、見た目にはスズメの死骸みたいになったことがありました（笑）。

1日1食を実践すると、体重は始めたころは減っていきますが、その後、おおよそ3～5ヶ月で自分の標準に落ち着くと言われています。

しかし、わたしたちはあまり体重が戻らず、疲れやすくなってきたこともあって、1日2食（半日断食）にシフトチェンジしました。その後、ちょうど良い体型になり、体の調子も良くなったのです。

もしかしたら、もう少し1日1食を続けていれば、身体も慣れて体重も適切なものになるの

かもしれません。

ただ1日1食は続けづらいものです。甲田先生も「修養の足りない凡夫ではまず無理でしょう」とおっしゃっています。

それに1食にストイックになりすぎてそれがストレスになる人もしばしば。1食にしてドカ食いしてしまうくらいなら、分けて食べた方がいいとも思うのです。

ただ少食にすればいいわけではない

わたしは、1日2食（朝食抜き）派です。

ただそこまで厳格にはやっていません。付き合いで朝食をとることもありますし、1日1食の時もあれば1日3食の時もあります。1日3食でも、その3食を少しずつ減らせば、それだけでも体調は変わるでしょう。

よく噛んで食べるだけでも食事量は減ります。少し食生活を変えるだけで、食べ過ぎを防ぐことができます。このようにバランスを調整していくことが大切なのです。

前出のみうらクリニック院長・三浦直樹先生の言葉を引用します。

「わたし自身は1日1食でも、『すべての人がそうするべき』などとはこれっぽっちも思っていません。家内が2〜3食食べるほうが調子いいならそうすべきですし、患者さんたちにも1人ひとりのやり方があっていいと思っています。大切なことは、『ブームになっている』『本に書いてある』『人がいいといっている』ということを基準にするのではなく、自分の体に合うやり方を自分で見つけて、選んでいくことです」(『週1断食で万病が治る』マキノ出版)

三浦先生がおっしゃるように、たとえ夫婦一緒に暮らしていても、それぞれに合う食事のとり方や睡眠時間には違いがあります。

人それぞれ合う健康法、合わない健康法があって当然ということです。

1日2食(朝食抜き)のすすめ

それでもわたしが1日2食をおすすめする理由を説明します。

甲田先生は、断食を今までに何度も自ら実践し、多くの人に指導されていました。そこからわかったことが、断食は効果もある反面、好転反応などの危険性もあわせもっているということです。

そこで誰にでも簡単にできて、なおかつ危険じゃない断食を探して辿り着いたのが、朝食を抜いて1日2食にする、半日断食だったのです。

一番やりやすく理にかなっている方法だとわたしも感じています。

そしてお金もかからず、食費が浮きます。体調も良くなり、健康になれる。そんないいことづくめの断食のやり方なのです。

“半日断食”で、毎日の食べ過ぎたカラダをリセット

半日断食の基本は朝食を抜くこと。

ただ、単に朝食を食べなければよいというわけではありません。ルールを守らないと効果は出にくくなります。きっちりしすぎるのもしんどいので完璧を求めないことは大事です。それを踏まえた上でルールを発表します。

ルール①：前日の夕食から18時間以上食べない

夜ごはんから昼ごはんまで18時間以上の間隔をあけることが大事です。

たとえば、20時頃に食事をしたとすると、翌日の午後2時までは固形物は摂らないということです。18時半頃に夕食をとれば、翌日の12時半頃にランチタイムになります。

2～3時間の誤差くらいは多少気にしなくてもOKです。

ルール②：水分は1日の合計量は、1・5～2リットルが理想

ルール③：昼食、夜食は腹八分目を心がける

半日断食をおこなう上で一番の注意事項は、「1回の食事を食べ過ぎないこと」。朝食を抜いたからといって、その反動で昼と夜の食事を食べ過ぎては元の木阿弥に……。

朝食を抜くのは、慣れてしまえばそれほど辛くはありません。

それでも、昼が近づくにつれ時計を気にしてしまい、もうちょっとで食べられると思いはじ

めたり、18時間の空腹時間が辛いという方も少なくないでしょう。

そんな方はフルーツジュースなどの固形物ではないものを摂ると楽になります。石原結實先生は朝食には人参りんごジュースや生姜紅茶をオススメしています。

朝食抜いたら力がでない？

1日2食（朝食抜き）は肉体労働の人には無理だという声をよく聞きます。

肉体労働をしていると食べないとやっていけません。確かにその気持ちはわかりますし、3食きちんと食べている人が多いのも事実だと思います。

しかし甲田先生の本に書いてあるように、朝食抜きの甲田先生と3食食べている甲田先生のお兄さんが体力勝負をしたら甲田先生が勝ったという話や、力道山が世界選手権の前日から断食をし、当日も何も食べずに夜にリングに上がったとのエピソードがあります。

理由を聞かれた力道山いわく、「食べたら力が出ない」ということでした。

朝食を食べないと力がでない、頭が回らないなど、昔からテレビ、マスコミで言われています。朝食が必要だと思い込みがあっても無理はありません。

わたしの先輩に学生時代から朝食を食べない方がいます（理由はトイレが近くなるからです）。

当時は、親や周囲の人から、「朝食を食べないと頭がまわらないぞ！」と言われていたこともあり、朝食を食べていないから調子があまり良くないのかと感じていたそうです。

しかし、社会人になってから偶然1日2食（朝食抜き）の健康法を知り、「朝食は食べなくてもいいんだ！」と確信した途端、調子がどんどん良くなった、と言っていました。思い込みによる部分も大きいということがわかります。一度、偏見を持たずに試してみることをおすすめします。

朝食を抜けば便通が改善

朝は、便や尿などの排泄物が出る時間です。だからこそ、朝は「固形物をとらず、内臓を休めて排泄をうながしてあげること」がもっとも自然の摂理にかなっています。

朝に空腹状態を作ってあげることで、傷ついた胃腸粘膜も修復されてキレイになります。空腹が6時間以上続いてお腹が鳴っているときには、「モチリン」という消化管ホルモンが分泌され、ぜん動運動を促し、排便機能が高まります。

わたしはかなりの便秘症で幼少期から3日に1回くらいしか出なかったりと筋金入りでした。しかし朝食を抜いて半日断食を始めると、徐々にですが毎日出るようになりました。つまり、モチリンは体の中を大掃除してくれる有難い存在なのです。

便秘で悩んでる方は騙されたと思って試してください。

排便は本当に気持ちのいいものです。力まずスルスルでる排便の快感を味わうためには、やはり「空腹状態」が必須なんだと実感しています。

ただ例外もあり、たまに朝食を食べ、習慣を変えることで、排便効果を得ることもあります。

朝食を抜くと、かえって太るって本当？

「朝食はゼッタイに抜いてはいけない」「朝食を抜いたら身体に悪い」「朝食はその日のエネルギー源となるのだから、これを抜いてしまえば午前中力も出ず、脳の働きが悪くなったり、フラついたりする」こういったうわさが巷で聞かれます。

また、「朝食をしっかり食べてダイエット！」とも言われています。

朝食抜きで、エネルギーにする材料がないまま活動すると、体は危険を感じ、次に入ってきた食べ物を貯蓄するよう働き、この防御反応により脂肪を溜め込みやすくなり、肥満の原因になる……こういったことを栄養士の方などからよく聞きます。

これは断食後の回復食と同じ原理になりますので、一理あるかもしれません。

確かに栄養素を吸収しやすくなりますし、朝を抜いてしまったがために、昼食、夕食の量を増やしてしまう人も少なくありません。

でも、これは考え方次第です。朝食を抜くことによって胃や腸に溜まった老廃物や毒素などが排出されるので、腸内環境が整い、消化した栄養素を吸収しやすいベストな状態に生まれかわり、体はリセットされた――そう考えることもできるのです。

朝食抜きでむくみ知らず

西勝造先生の著書（１９４９年刊『原本・西式健康読本』農文協）の中でこんな実験結果があります。

朝食を摂る人の尿を１週間丹念に検査し、１日の尿全量に対する毒素の平均を算出します。つぎに、同じ人が朝食をやめて２週間以上経過した後、１週間連続して前同様に毒素の平均割合を算出し、それを比較する。その結果、つぎの成果が得られました。

① 昼食抜きの朝夕２食者の尿中の毒素の割合……66％
② １日３食者の尿中の毒素の割合……75％
③ 朝食廃止の昼夕２食者の尿中の毒素の割合……１００％
④ １日１食、午後３時ないし４時の間に摂る者の尿中の毒素の割合……１２７％

尿中に多く毒素が多く出ていることを、毒素が多く作られたからと速断してはならないと西先生は言います。

実験では、毒素が生成される量はほぼ一定です。何が違うかと言うと、朝食を摂ると腎臓機能が完全に働かず、排泄すべき毒素が体内に残って各組織の間に停滞するから……ということなのです。

こちらの実験方法はとても古い著書のため科学的かどうかはわかりませんが、つまりは、朝食を食べると、体の毒素が出づらくなるということがわかったのです。

また、こういう実験もあります（『健康養生法のコツがわかる本』三五館）。

甲と乙の2人が午前中に起床して、その直後に生水を、それぞれ１０００cc飲みます。

それから30分経って甲は朝食をしっかり食べる。

一方の乙は朝食を抜いて、そのまま会社へ２人一緒に出かける。

そして、午前6時から12時までに出てくる尿の量を測ってみました。

朝食を食べた甲は７００ccの尿が出ました。しかし、午前5時に１０００ccの水を飲んでいるので、まだ３００ccは水が体内に残っています。

これがつまりムクミになっているのです。

一方、乙は１３００ccの尿が出ました。これは午前5時に飲んだ１０００ccの水の量よりも３００cc多い。つまりそれだけ体内に残っている水分も一緒に尿として出てきたわけです。

これはムクミがとれたことも示しています。

朝食抜きの半日断食によって、尿の毒素の割合も多くなり、尿の量も多くなっているのですから、その分、身体から老廃物が出たと考えられます。

体感的にはなかなか毒素がでているかはわかりづらいのですが、第3章に記述した「断食の解毒の効果」を思い出すと、半日断食でもしっかり効果はあると思います。

ムクミに関してはわかりやすく、確かに半日断食をしてから少なくなったと実感しています。こと妊娠中に関しては、ムクミも不快ですが、さらに辛いのは「つわり」でしょう。つわりにも半日断食はとても有効です。

妊娠中のつわりが流産のリスクを減らす

２００７年6月15日から２０１１年7月15日までの４つの米国臨床センターで合計７９７人の女性（平均年齢28・7歳）を対象に調査された結果では、吐き気や嘔吐の症状が出なかった人と比べ、吐き気や嘔吐などのつわり症状が出た人の方が妊娠喪失（流産など）の危険性が低下するということでした。

昔の人も、「つわりは赤ちゃんが元気な証拠だ」ということを言っていました。

ところが、わたしは妊娠中につわりや吐き気が一切と言っていいほどありませんでした。つわりがなかった理由は、単純明快です。日々の１日２食やコラムで紹介した運動法を実践していたからです。

つわりがあるほうがいいんじゃないの、と疑問に思うかもしれませんね。これをわたしなりに推測して、見えてきたことがあります。

つわりの原因とは？

つわりの原因について、現代医学的にもいろいろ研究され、論じられています。

日本産婦人科学会誌には、「成因は不明であるが、妊娠初期の急激なホルモン環境、代謝の変化、環境要因の変化に対する母体の不適応状態のあらわれであるといえる」と書かれていました。

一方、甲田先生は「宿便がつわりの最大の原因」と考えていました。

わたしは、甲田先生の論理に基づき、「つわりがあるのはお腹の赤ちゃんが居心地の悪さを警鐘させるための手段ではないか」と推測しました。

だからこそ、「吐き気などのつわりがあることにより、母体にこれ以上栄養（食べ物）は必要ないという指令をお腹から出し、母体はそれを察知しつわりという症状で食べ物を摂取しないようにする」のではないか。つわりがあれば必要以上に食べ物を摂取しなくなるため、お腹の中の赤ちゃんの居心地は良くなり、それが元気な証拠になるのではないか、ということです。

つまり、1日2食の少食や運動法を実践していれば、必要な栄養以外余分な食べ物は入ってこず、しっかり便も出しているため、お腹の中の赤ちゃんは常に居心地がいい状態を保てるのです。宿便がなくなり、食べ過ぎが無くなれば、つわりの指令を出す必要も無くなる。

辛いつわりは重症な妊娠悪阻に陥る可能性もあります。

ぜひ、つわりの症状を軽くしたければ、必要な栄養はしっかり摂り、少食を心がけることが良いと思います。

わたしは現在も引き続き1日2食をしていますが、「出す」ことの大事さは断食でお伝えしてきました。次は「入れる」ことの重要さ、食に対しての考え方をお伝えしたいと思います。

妊娠しやすい体作り

病気になりにくい体づくりはもちろんのこと、「妊娠しやすい体質」を目指すためには、生活習慣を見直すことが大切です。

まず提案したいのは水を見直すこと。

人間の体は約60%を水が占めています。人間の体にとって水がなければ生きていけません。だからこそ、日ごろ口にする水の質や、飲み方を考えることはとても大事です。水道水はトリハロメタンや塩素以外にも、人体に有害なアルミニウムや鉛が含まれています。浄水器をつけて除去することが望ましいでしょう。10分以上沸とうを続けることでも、トリハロメタンは除去はできます。

ただ、煮沸には弊害もあります。甲田先生によると、「生水の溶存酸素が、腸内細菌の成長バランスを助けてくれる」と言われています。

そのため、わたしは生水を好んで飲むことにし、サーバーは衛生問題もあるので、浄水器を使っています。ミネラルウォーターを買うばあいも発ガン性物質や有害物質が検出されたことがあるので、どの水がいいか自分で調べてから買うのがいいですね。

飲む量の目安は、1・5～2リットル。コップ半杯～1杯ずつこまめに飲むことが「水中毒」を防ぎ、インフルエンザなどの予防にもなります。

水の飲み方——1日の流れ

おすすめの水の飲み方をご紹介しましょう。
・まず朝起きたらコップ1～2杯飲む。
・その後は1日を通して、約30分ごとに口を潤わす程度の量をちびちび飲む。
・昼ごはんを食べる30分～1時間前くらいに、コップ1杯を飲む。
・食中、食後3時間は消化を邪魔しないために極力水を飲まない。
・夜ご飯前にコップ1杯。
・入浴前には水分を取らず、入浴直後にコップ1杯をゆっくり飲む。
・最後に、夜寝る前にまたコップ1杯を飲む。
朝起き抜けと夜寝る前の水はとても重要です。

よく夜中にトイレに起きるのが嫌だから寝る前に水を飲まないと言われる方もいますが、睡眠中に体は体温を調整するため、コップ1杯もの汗をかいていると言われています。

水を飲まないと、睡眠中に水不足になって血液がドロドロになってしまいます。血液がドロドロになれば、脳梗塞や心筋梗塞を起こす危険性が高まります。

朝起きてすぐと寝る前には、水1杯を意識してみてください。

なお、食中と食後に3時間水を控える理由は、胃液が薄くなってしまい、消化力が低下してしまうからです。水分の排出が抑えられ、むくみの原因にもなります。

もし食事と一緒に胃の中へ病原菌（細菌類）が侵入してきたとしても、胃液で消毒できないまま十二指腸へ出ていき、小腸から体内へ侵入してしまいます。

胃は外敵の侵入を防ぐ関所のようなとても大事な器官です。食中毒や感染症の発症を防ぐためには水で薄めない方がいいわけですね。

そうはいっても、わたしは食事中に味噌汁など飲んでいますし、食後には好きなコーヒーも飲んでいます。

風邪をひきやすい時期や、食中毒に気をつけたい時には意識して気をつけてみてください。

体につけるものに気をつけよう

有害化学物質のリスク、望ましくない影響を与える可能性を知ることも大切です。

第1章では、タバコや環境ホルモンについてお伝えしましたが、その他にも日常的に使うシャンプー、合成洗剤、化粧品などに含まれている成分は、アトピーやアレルギー、花粉症、喘息、肝機能障害、アルツハイマーや自閉症まで本当にさまざまな病気を引き起こすと言われています。

合成界面活性剤、浸透剤や防腐剤、その他にも合成ポリマーなどが含まれている化粧品を使うことで、皮膚のバリアが破壊され、そのまま有毒な成分が肌に浸透してしまいます。小澤貴子さんの著書『ウソをつく化粧品』(フォレスト出版)が詳しく書いていますので、気になる方はご一読ください。

わたしたちが気づいていないだけで、合成界面活性などはいろんな製品に使われています。

わたしは、不妊克服期間はこれらのものをほとんど使いませんでした。化粧もまゆげと口紅のみで肌断食を実行していました。化粧が必要な仕事であれば、化粧品の種類を変えてみるといいと思います。

カラー剤やパーマ液の危険性

始めに誤解のないようにことわっておきますが、わたしは、染めたり、パーマをかけることは絶対ダメと言いたいわけではありません。

ただ、そのための薬剤にはあぶないものもあるとお伝えしたいです。わたしは美容師ですので、カラー剤やパーマ液などの知識は少なからずあります。カラーの薬剤アレルギーの持病を持っているため、薬剤アレルギーによるひどい副作用も体験しています。カラー剤のせいで、ひ肘から下の皮膚がただれ溶けてしまい、いつもリンパ液でグチュグチュになっていました。ひどい接触皮膚炎でした。パーマ液の臭気を嗅ぐだけでも皮膚が焼けるように痛みました。パーマ液、カラー剤は実は「除草剤に近い猛毒」と言われています。もちろん、健康に配慮した薬剤が今はあるかもしれません。ヘナなどの安全とされている染料もあります。しかし、人によってはアナフィラキシーショックで顔面がパンパンに腫れてしまったり、呼吸困難を起こしてしまう方もいるようなので注意が必要です。

髪を染めることで気分も変わりますし、かわいくキレイになれるのは喜びでもあります。また、白髪はイヤだなど理由はさまざまでしょう。でも、メリットの裏にはこんな毒性や影響があると知っておくことも大事です。

食生活に気を付けよう

食生活は、「過食・偏食」を「少食・良食」にすることがポイントです。

ではそもそも、食生活は本当に妊娠に関係あるのでしょうか。

これを調べたのが、ハーバード大学公衆衛生大学院のジョージ・E・チャヴァロ博士と、ウォーター・C・ウィレット博士です。

博士たちは、女性看護師を対象に、大規模疫学調査「看護師健康調査(Nurses' Health Study)」をおこないました。

この調査の特筆すべき点は、調査規模とその期間。なんと、全米1万8555人の「妊娠を希望している」と回答した女性看護師たちに、8年間にわたって調査しています。アメリカと日本では食習慣や体質も違いますが、参考になります。

この研究の科学的な裏付けを本文中にも取り入れながら、食との付き合い方をご紹介していきます。

悪いものを避ける

身体に悪いといわれているものは極力食べないようにする、もしくは控えるようにするのが大事です。

加工食品、ジャンクフード、インスタントなどの添加物を豊富に含んだ食品や、精製食品、甘いジュースやお菓子類、肉・養殖の魚・卵・牛乳など質の悪いもの、遺伝子組み換え食品、そして化学調味料や農薬などです。

野菜や果物の考え方

まずは野菜から説明します。野菜には、食物繊維や体にいいとされるフィトケミカル、ビタミン、ミネラルが多く含まれています。血液をきれいにする、血管を丈夫にする、免疫力を上げる、活性酸素の害を防ぐなど、さまざまな効能があります。

みなさんの野菜のイメージは、このような「栄養たっぷり、ビタミンたっぷり」というイメージではありませんか。

でも、野菜は、栄養を「入れる」だけでなく、「出す」大切な役割も果たしています。

野菜や果物に多く含まれる食物繊維は、便秘を解消し、腸内環境を整え、自然な解毒の効果を促してくれます。水分量も多く、カリウムが豊富に含まれているため体に不要なものを尿として排出する手助けもします。高い抗酸化作用があり、体内サイクルを巡らせる機能に大いに役立ってくれます。

しかし排泄のためとはいえ、野菜も食べすぎには注意しましょう。

無農薬・無肥料の自然栽培のものがベスト

野菜を選ぶ際に注意したいことがあります。

「オーガニック」のものが今では人気も知名度もあり、「体に良い」といったイメージがあると思いますが、必ずしも安心・安全とはいいきれません。

有機栽培では家畜の糞尿（動物性の肥料）を使っていることが多いからです。

そのため、硝酸態窒素が土壌に多く含まれてしまいます。その他にも有機栽培の堆肥の材料は、生ゴミや食品廃棄物などが使われていることもあり、これらが土壌に蓄積していくので、作物自体にも悪影響ですし、地下水も汚染します。

その点、自然栽培は、肥料や農薬を使わないので、体にもよく、環境にもベストです。

しかし身近では手に入らなかったり、コストが高いなどの問題もあります。肥料や農薬を使わないと収穫量は減ってしまうため、値段が高くなってしまうのも当然なことではあります。わたしは普段は普通に売られている野菜を買っています。その中で気をつけているのは旬のものや、なるべく新鮮なものを選ぶこと。

旬のものを選ぶメリットは、生育が早いため農薬の使用量が少なくて済み、残留農薬の心配も軽減します。旬の野菜を新鮮なうちに食べるのが栄養価も高く、体も喜びます。

その他、下ごしらえなど家庭でもできる除毒の方法「食の知恵」を推奨されている、食品問題研究家の増尾清氏の著書が参考になります。

わたしもこの知恵を普段からフル活用しています。一例として、りんごの下ごしらえのやり方を紹介します。

まずはしっかり水洗い。スポンジなどを使い、流水をかけながら30秒ほどこする。これで表皮の農薬やダイオキシンは除去できるようです。

皮をむけばクチクラ層ごと除去できますので、ここに残留している農薬やダイオキシンの心配も減少します。

切ったりんごを塩水につけるのもいい方法です。褐色になるのを防ぐだけではなく、万一果肉まで染み込んだ農薬やダイオキシンがあったばあいにも、塩水が引き出してくれます。

その他にも、わたしは使ったことがないので詳しくわかりませんが、農薬などの除去目的のパウダーや専用の水などもありますので、そちらを使ってもいいと思います。

肉や魚の安心な選び方

肉、魚（養殖）、卵、牛乳などについても同じで有害物質が含まれています。

ベストは、自然で育ったものを選んだ方がいいと思います。

たとえば、ポストハーベストフリー、遺伝子組み換え材料不使用などの飼料で育ち、抗生物質やホルモン剤などを使っていないものです。

肉で言えば、グラスフェッドビーフとは、自然な環境で放牧され、牧草のみで飼育された牛のこと。栄養価も高くて安心ですが、ただやはりこのようなお肉は値段も高いものです。

実際、わたしも卵、肉、魚など抗生物質などを与えていないものや、えさや環境を考慮して育てたものがお店にあればなるべく買うようにしますが、無ければ普通によくあるものをスーパーで買います。その時にたとえば肉を選ぶ基準としてはやはり新鮮で脂身が少ないもの、国産のものと考えています。

脂身には有害物質（飼料などに含まれている農薬やダイオキシンなど）が溜まりやすく、抗生物質は肝臓に溜まりやすいのであまり食べないか、食べるなら先ほど言ったようなものを選ぶか、次のような調理法を試してみてください。

肉も下ごしらえで不安な要素は減らせます。①脂身をとる、②ゆでる、③アクを取る、④下味をつける（例えば、味噌などのタレに10分ほどつけて、いったんタレを捨て、肉を軽く拭いたあと、もう一度新しいタレにつける）。

簡単にできるものばかりですのでぜひ家庭でもできる除毒の方法をおすすめします。

魚介類、卵の注意点

魚介類には、水銀やポリ塩化ビフェニル（ＰＣＢ）が蓄積していることがあります。

しかし魚を食べるメリットとリスクについてハーバード大学公衆衛生大学院と米国医学研究所がおこなった調査では、「多少の汚染物質のリスクはあるものの、魚を食べることは健康によい」とそれぞれ同じ結論に達しています。

養殖魚は汚染物質のリスクが高いのでなるべく控えるか、除毒の方法を取り入れましょう。可能なら天然ものを選ぶのがいいでしょう。

卵のばあい、生で食べるときは、白身を取り除くことが望ましいです。

白身には「アビジン」というたんぱく質の一種が多く含まれています。

この生卵白の「アビジン」を毎日のように大量に食べていると栄養の吸収を阻害する働きがあります。少量であれば問題ないと思いますが、卵が好きな方は気を付けてください。加熱すればこの白身問題の心配もなくなります。

牛乳や乳製品は嗜好品として楽しむ程度に

牛乳には、抗生物質、ホルモン剤の問題があるほか、それらを使わず、質のいい飼料と良い飼育環境で育ったとしても、ほかにも見逃せない問題があります。

それは、わたしたち日本人を含むアジア系やアフリカ系の人種は、牛乳を分解するラクターゼが1歳半~4歳ぐらいの間には少なくなり、やがて分泌されなくなることです。

牛乳や乳製品は、わたしたちの消化吸収に適していません。乳製品は嗜好品として楽しむ程度がいいでしょう。

乳製品は、ヨーグルトやチーズなどの発酵食品、バターを料理に使う方が良いでしょう。

排卵障害のリスクを低減するといわれているのは、脂肪分無調整のものになります。反対に低脂肪の乳製品を多く摂る女性ほど排卵障害の不妊症のリスクが高かったと、前述のハーバード大学の「看護師健康調査」の結果にもあります。

「自然」「不自然」を選ぶ目安に

加工食品、ジャンクフード、インスタント食品などには保存料や合成着色料、甘味料などが含まれています。お菓子類、パンやマーガリンには、トランス脂肪酸という人工的に作られた油が含まれています。

これら人工的に作られた添加物を摂りすぎると、ホルモンバランスが崩れてしまったり、精子にも悪影響を及ぼします。

脂肪は妊娠しやすさに影響するとても重要な要因です。第1章でもお伝えしたように、妊娠を維持するだけのエネルギーがなければ、排卵しにくくなってしまったり、月経が止まってしまったりします。逆にエネルギーを溜め込みすぎると、別の形で排卵に障害が起きたり、不妊の原因にもなります。

悪い脂質の代表トランス脂肪酸を多く摂るほど、排卵関係の不妊のリスクが高くなります。ハーバード大学の「看護師健康調査」では、毎日4グラムのトランス脂肪酸を摂ることで影響が生じると報告されています。

さて、いい脂質とは何なのでしょうか。植物油は健康に良いというイメージではありますが、本当に安心なのでしょうか。

植物性の油は酸化しやすいという事実があります。酸化した食べ物は、油に限らずどの食品であっても、体内で活性酸素を増やし、炎症を起こしてしまいます。酸化すると「毒」になってしまうのです。

脂質の中で一番酸化しにくい油とは、飽和脂肪酸の牛脂やバター、ココナッツオイルです。加熱調理の際に使用する油は、酸化されにくい性質のものがよいでしょう。わたしは植物油ですが、オメガ9のオリーブオイルも使用しています。

サラダなどのドレッシングとしてかけるなど、火を通さず使う時もオリーブオイルをたまに使っています。同様に、オメガ3の亜麻仁油、シソ油なども火を通さず少量使うくらいならいいと思いますが、オメガ3はとても酸化しやすい油なので取り扱いには注意が必要です。普段リノール酸（オメガ6）を摂りすぎてしまうばあいは、まずリノール酸（オメガ6）を減らすことを意識しましょう。

質のいい油をバランスよく、なるべく適切にとることを意識することで、体を改善していけば、排卵状態などもよくなることが大いに期待されます。

調味料は、シンプルな材料で昔ながらの製法

調味料やだし類も、食品添加物が入っていない、昔ながらの作り方で、質のいい材料を使ったもので作られているものを選びましょう。

味噌は添加物が少ないほうだと思いますが、調味料（アミノ酸等）やビタミンB_2、酒精、アルコール、といった添加物が入っている味噌も多くあります。

長期熟成（約1年〜3年）、有機大豆か国産大豆、天日塩（自然塩）、無添加（アルコール添加なし）、杉桶仕込の天然醸造のものをわたしは選びます。まれに非加熱（生味噌）もあります。

最近は無添加で大豆、食塩、（米、麦）だけでつくられているものでもお手頃価格で売られているものもありますので、熟成何年なのか、杉桶仕込の天然醸造なのか、好みで選ばれるの

がいいでしょう。醤油やみりんなども、同じようにシンプルな材料で昔ながらの製法で作られたものを選びましょう。

質にこだわり昔ながらでつくっている生産者は機械的に大量生産ができないところが多いため、やはり値段が高くなってしまうものです。

でも、質がいいだけあって、使う量が少なくても味が決まるため、持ちも良く、コスパは悪いとは思いません。

ミネラル豊富の自然塩

塩も伝統的な製法でつくられた自然塩（天然塩）がベストです。

一般によく出回っている塩は、精製塩というものです。精製塩とは、「塩化ナトリウム」で構成されている化学物質であり、不自然な塩といえます。精製塩に関しては賛成派の意見もあり、精製塩の方が精製してあるから逆に綺麗ではないか、という意見もあります。確かに自然塩は海水が原料なので、海の汚染が心配です。

わたしは、自然塩は多様なミネラルが撮れますし、何より、自然塩の方が断然美味しいのでオススメしています（岩塩も好きなのでたまに使います）。

白いパンなどの精製食品を控える

「妊娠しやすい体」になるためには、全粒粉食品は必要不可欠です！ 炭水化物の種類、質を変えることにより、妊娠しやすくなる可能性があることがわかっています。

ハーバード大学の「看護師健康調査」でも、「白いパン、白米」や、糖分の多い甘い清涼飲料水や加工度の高い食品などを多く摂ると、卵巣機能の低下による不妊のリスクが高くなると言及されていました。

第1章でも述べたように、特に清涼飲料水には果糖ブドウ糖液糖や人工甘味料なども入っているので控えた方が無難です。

「白い食べ物」より「茶色い食べ物」をなるべく選ぶ習慣をつけることが好ましいです。

「白い食べ物」とは、白い砂糖、白いご飯（米）、白い小麦製品（パン）など精製されたものを指します。

血糖値やインスリン濃度が高い状態が続くと、生殖ホルモンのバランスも崩れてしまいます。その代償として排卵しにくくなるなど、妊娠力を低下させてしまいます。

炭水化物の食べ物を考えるときに一番大切なことは、加工や精製されている度合い、微量栄養素が摂れるかといったことに注目しましょう。

不妊のとき積極的に取り入れたい「茶色い食べ物」

「茶色い食べ物」とは、玄米や全粒粉パン、全粒穀物、あるいはそれを原料にした食べ物です。玄米は不妊に関しても一目置かれる存在となっています。

玄米に含まれるフィチン酸のおかげで有害なミネラルや老廃物と結合して体外に排出する働きがあります。これを「キレート作用」といいます。玄米には強力な解毒作用があるということです（しかし注意点もあります。注意点は後述）。

伊藤弘毅氏の著書『玄米発酵食品で赤ちゃんができた』（地湧社）にも、長年不妊治療をされていても授からなかった方や不育症だった方が玄米発酵食などを実践し、自然妊娠し出産された数々の体験談が綴られていました。

不妊克服のための期間にわたしがおこなっていた食事スタイルは、玄米が少し多めで、生野菜も多めに摂り、肉はやや少なめでした。元々甘党ではなかったので、甘いものはホルモンバランスがおかしかったとき以外はたまに食べる程度です。たばこは不妊克服期間の2年ほど前には止めており、お酒もほとんど飲んでいませんでした。

不妊克服期間中の食事スタイル解説

玄米あるいは胚芽米、時には雑穀米にして、「まごはやさしい」＋発酵食品＋動物性食品（少なめ）を実践していました。水溶性食物繊維（海藻など）、山芋やオクラなどのネバネバ食材やクエン酸が豊富な梅干しなども意識して取り入れていました。「まごはやさしい」とは次のような食材のことです。

ま：豆類
ご：ごまを筆頭にクルミ、アーモンドなどの種実類
は（わ）：ワカメ、海藻類
や：野菜
さ：魚、小魚
し：しいたけ、きのこ類
い：イモ類

パンを選ぶときは、全粒粉やライ麦パンを好んで食べるようになりました。

その他にも、食べる順番「汁物→食物繊維→たんぱく質→最後に炭水化物」といった流れにも気をつけていました。あとは、しっかり噛むことを意識していました。

多く噛むことによって唾液がよりでてきます。唾液は消化も助けてくれますし、抗菌作用があるので虫歯や口臭、歯周病の予防にもなります。

よく噛めば、体温があがり、代謝もよくなるため免疫力もあがります。また、満腹中枢が刺

激されて、食べ過ぎを防いでくれます。

解毒作用を持つ食材「デトックス食材」

食べることで意識したいのは、食べものの解毒力です。

「梅干し」は高い解毒力や殺菌力があります。梅干しの力をさらに効果的にする方法として、じっくり焼いて炭化させた梅干しの黒焼きなどもあります。

また、玄米も効果的で、抗ガン治療、放射線治療をしている方が、玄米の黒焼き茶を飲んだ日は副作用が軽かったという話もあるほどです。

代表的なデトックス食材は、味噌、納豆、しょうゆ、かつお節、ぬか漬けや漬物などの日本伝統の発酵食品です。そして海藻類では昆布、ひじき、のり、ワカメなどです。

根菜類では、レンコン、ゴボウ、里芋や自然薯《じねんじょ》などが解毒作用の強い食材です。

その他、薬膳類では、ネギ、ニンニク、パクチー、しょうが、しそ、みょうがなどもおすすめです。また、硫黄分を含む野菜として、玉ねぎ、大根、ニラなども解毒食材として一目置かれています。りんごは硫黄分は含みませんが、抗酸化作用が強いため解毒作用があります。

お茶類では、スギナ茶、緑茶、はと麦茶、ドクダミ茶などが、強力なデトックス効果を持っています。

そしてさらに、放射能も解毒できる食材として有名なのがスピルリナです。

1993年にLP LosevaとIV Dardynskaya（ベラルーシのミンスクにある放射線医学研究所）がチェコ共和国の第6回国際応用連合会議で報告された研究です。

「ベラルーシのミンスクにある放射線医学研究所で100人の子どもたちに1日5グラムのスピルリナを20日間与えるという実験をしました。その結果、わずか20日間で尿の放射能レベルが50％減少した」とのことです。スピルリナは、70種類以上の栄養素を含んでいます。解毒作用にもかなり有効なことがわかります。

わたしも野菜が少なかった日や疲労が溜まったときは、スピルリナのサプリを飲むようにしています。

玄米の注意点と問題点

玄米や雑穀をはじめ、あらゆる植物の種子には発芽毒があります。その因子がアブシジン酸やフィチン酸です。発芽抑制因子（アブシジン酸）はくせ者で、ミトコンドリアを傷つけてしまいます。ミトコンドリアが傷つくと、エネルギー（熱）を作り出せなくなり、体温が下がります。低い体温は、万病のもとでしたよね。当然不妊にもよくありません。

フィチン酸には、強力な解毒作用「キレート作用」があり、これは大きなメリットですが、同時に栄養の吸収を阻害してしまう問題点があります。

玄米のデメリットを取り除く方法

アブシジン酸は水に溶け、熱で分解されます。料理前（加熱前）に浸水させておき、水を取り替えれば、かなりの量が無くなると言われています。

そして、フィチン酸を取り除くためには、発酵、浸水、発芽などの方法があります。その中で最も効果的なのが発酵させることです。発酵させることで56～96％のフィチン酸を除去することができます。

加熱処理をした後に10度の水に浸水させたばあいは、42～59％除去でき、逆に熱処理を加えないで25度・24時間浸水したばあいは20％以下しかフィチン酸は除去できなかったという報告があります。

また、玄米は無農薬のものを選ぶのが大前提です。理由は、籾《もみ》や米糠《こめぬか》に農薬が溜まりやすいからです。

わたしは玄米を食べるときには玄米を浸水させ、発芽させてから炊いています。その後、保温状態で発酵させることも効果的です。7～8分づきにしてあげれば、ぬかの農薬問題も回避できます。

先ほど述べたように、解毒作用は強力ですが、栄養の吸収を阻害してしまう問題点も玄米にはありますので、玄米ばかり食べるのではなく、体調に合わせて雑穀米なども取り入れましょう。

いいものを入れる

できるだけ悪いものを避け、出せる体にしてあげる。そして体にとって、いいものを入れてあげる。それが不妊克服のために最も大切なことです。

前述のハーバード大学の「看護師健康調査」の実験では、動物性たんぱく質と植物性たんぱく質の摂取量についてデータを取りました。

肉類からの動物性たんぱく質を多く摂る女性は、排卵障害が原因の不妊症のリスクが39％高くなりました。他方、植物性たんぱく質を多く摂るグループは、不妊症のリスクが低かったということです。

このような結果から考えると、動物性たんぱく質の量をひかえて、植物性たんぱく質の割合を多めに摂ることが不妊にもよいでしょう。

また、魚、えび、その他の魚介類は、健康な体を維持するためにも、妊娠するためにも、さらには赤ちゃんを育てるのにもとても良質なたんぱく源です。

魚も大型魚ばかりではなく、頭から尾まで丸ごと食べられるメザシやチリメンジャコなどの小魚がおすすめです。

微量栄養素（ビタミン、ミネラル）のパワー

サプリメントを飲むのは、野菜や果物、卵、魚、肉などの食べ物だけでは足りない栄養素を

補うためだと思います。

妊娠を望むカップルにとっては、微量栄養素の力を借りることで、排卵障害が改善されたり、男性のばあいは精子が作られたり、精子の質を維持する効果や先天性異常の予防にも効果があると、多くの研究によって確かめられています。

ハーバード大学の「看護師健康調査」の結果でも、マルチビタミンなどのサプリメントを摂っていた女性は、摂っていなかった女性に比べて、排卵性不妊になるリスクが40％低いことが言われています。

マルチビタミンの中でも2種類の栄養素、「葉酸」と「鉄分」がもっとも影響を及ぼしています。

葉酸については、1日700マイクログラムを摂取していた女性は、300マイクログラム以下の摂取量の女性よりも排卵障害による不妊のリスクが40〜50％低いことがわかりました。

また、日常的に鉄分をサプリメントで補充していた女性は、そうでない女性に比べ、不妊になるリスクは40％も低かったのです。

しかも驚くことに、肉から鉄分を多く摂っている女性には、不妊のリスクは変化がなかったかわりに、主に野菜や果物、豆類、そしてサプリメントから鉄分を摂取している女性は、より妊娠の確率が高かったそうです。

現代の生活では、どうしても糖質過多の食生活でたんぱく質が足りておらず、さらには月経のある女性の大多数が潜在的な鉄欠乏の可能性が多いと言われています。
鉄は全ての生命活動の根幹となる代謝に大きく関与しています。
不妊克服には鉄は必要不可欠です。

妊娠ビタミンと呼ばれる天然ビタミン

ビタミンCは鉄やカルシウムの吸収を助けます。また、抗酸化作用があり、ホルモン分泌を促してくれたり、免疫力を高めたりするなど、目を見張る効果があります。ストレスがあるとビタミンCの消費量は数倍にも跳ね上がってしまうので、ストレスを避けることが難しい現代には、ビタミンCをたくさん摂りたいものですね。

さらには、妊娠ビタミンと呼ばれているビタミンがあります。

それは、ビタミンE^{1}（d-α-トコフェロール）です。ビタミンE^{1}にも、高い抗酸化作用があり、「抗不妊因子」をもっています。小麦胚芽油に主として含まれています。

ビタミンE^{1}が欠乏すると、精巣、卵巣、副腎などが萎縮、変性すると言われています。そのため夫婦でとる必要があります。効力がもっとも高いものは、天然型のd-α-トコフェロールです。

その他にも、ビタミンDも妊娠に必要な栄養素として注目されています。

ビタミンD欠乏による男性不妊、女性不妊、妊娠中の合併症などの関連があるとされる研究結果もあります。紫外線を適量に浴びることも大切です。

もちろん食べ物からすべての栄養素を摂取できるのであれば、それがベストではありますが非現実的なばあいもあります。そのためわたしは、ビタミンC、スピルリナ、ビタミンE[1]、そしてフェロケルやエビオスなどのサプリメントを自分の体調に合わせて摂っています。

やりすぎはよくない

わたしたちの身体は、多かれ少なかれ、毎日毒素をため込んでいます。

環境ホルモンしかり、食べ物しかり。全く毒素を溜めない生活なんて現代社会では難しいと思います。だからこそ「排毒、解毒、デトックス」で、まずは出してあげることが大切です。人のカラダは不要な成分を尿や便、汗などで排出するようになっていますが、その機能が現代人は弱まっています。悪いものを100%避けるのは不可能です。

わたしは食品添加物などに神経質になり、買い物の時は裏面の表示とにらめっこをして、あれもだめ、これもだめ、ここのスーパーで買えるものはほとんどない、という気になってしまい、買い物かごには何も入れられない、という極端な時期がありました。

ストレスをためてしまっては逆効果。何でも〝やりすぎ〟は良くありません。

「これだけ食べれば健康になる」なんてものも、ないと思います。食べ物一つひとつに善悪があるわけではないので、「食材の特徴」を知り、自身の体調や好みに合わせ、解毒作用のある食材を取り入れ、解毒してあげながら必要な栄養素はしっかり取り入れるという「出したら、入れてあげる」のバランスを取り、体の循環を巡らせてあげるのがいいと思います。

いくら体にいいと言われているものでも、大量に食べるのは逆効果になります。毎日なにがなんでも食べなきゃと決めるのではなく、適量をストレスなく取り入れていきましょう。

物事の良し悪しを知ることは大切な一歩です。あの先生が、あの人がだめと言ってるから絶対だめなんだと自分を縛り付けてしまう。そして枠にはめ込んで好きなことを我慢してしまう。それではストレスが溜まる一方です。

良い・悪いを知り、自分でよく調べ、考え選択する。そして最終的な判断はご自身で決断されることが何より大事なことだと思っています。みなさんも情報をうまく使いこなしていきましょう。

第7章　妊娠のチャンスを増やすには

これまで断食や食生活などをお伝えしてきましたが、この章ではそれ以外にわたしが大切だと思うことをお伝えしていきます。

まずは気分転換に最適でお金もかからず、とても身近にできる方法、それは何といっても「ウォーキング」です。

活発な運動の効果

第6章でも述べたように、血糖値やインスリン濃度が高い状態が続くと、生殖ホルモンのバランスが崩れ、排卵や妊娠力を低下させます。

食品や食べ方に気をつけることも大事ですが、運動をすることも血糖値とインスリン濃度を抑制するのにとても効果的です。しかし運動もやりすぎは禁物です。

激しい運動とＢＭＩ値が18以下の極端に痩せている女性は、ホルモンバランスの悪化により、生理不順や排卵障害が生じやすくなります。ほどよい運動と適正体重が必要です。

前述のハーバード大学の「看護師健康調査」の結果を元に、26万人の女性を対象に身体活動と卵巣機能の関連について、「活発な運動を1週間に1時間するごとに、排卵障害による不妊症のリスクは7％低下した。リスクがもっとも低下したのは、1週間に少なくとも5時間の運動をおこなったとき」との調査結果があります。ここでいう活発な運動とは、ジョギング、サイクリング、エアロビ、テニスなどです。

運動は続けられるものを

しかし運動は続けられるものでなければ意味がありません。
だからこそ、お金もかからず無理なく続けられる「ウォーキング」をわたしはおすすめします。

ウォーキングは、毎日「8000歩・20分の速歩き」が最も健康に効果的だという報告があります。これは東京都健康長寿医療センター研究所・老化制御研究チーム副部長・運動科学研究室長の青柳幸利さんの研究での結果です。

「研究は東京都健康長寿医療センター研究所（東京都板橋区）が実施。群馬県中之条町に住む65歳以上の高齢者5000人（重篤な認知症や寝たきりの人を除く）を対象に、2000年から15年以上にわたり、運動量と病気の発症率の関係を調べた。結果、1日の歩数や中強度活動（速歩き）時間が増すごとに有病率が低くなることが判明。身体活動計を装着した500人を対象にした調査では、『1日7000歩以上・速歩き15分以上』を満たした人で認知症の発症がゼロとなるなど、さまざまな実証データが得られた」ということでした。

もちろん個人差があるので逆に歩きすぎて引き起こす健康被害もあります。

わたしは、朝日を浴びながら20~30分歩くようにしています。すがすがしく、とても気持ちいいので、しだいに自然と体が求めるようになります。

歩くこと以外にも普段の生活動作で、下半身の筋肉、骨盤底筋や丹田を意識しています。

筋肉でアンチエイジング

筋トレをすると、成長ホルモンの分泌が活性化され、「老化予防」「アンチエイジング」にもつながります。とくに下半身の筋肉からは、マイオカインという若返りホルモンが分泌されていることが研究でわかっています。

このマイオカインは、〝成長ホルモン〟と似た働きがあり、脂肪を分解したり、糖の代謝を活発にしたり、脂肪燃焼したりします。

人間の血液は重力の影響で、70%が下半身に集まっています。それゆえ昔からふくらはぎは「第二の心臓」と言われています。

「冷えは万病のもと」です。冷え解消にも下半身の筋肉を鍛えることがポイントになってきます。

コラム①～④で紹介している運動法は冷え解消にも有効ですので、ぜひチェックしてくださいね。

心のケアで妊娠率が上がる！

女性は産めて当たり前、産むのが普通、と考えている人は少なくありません。

しかし不妊に悩んでいる人にとっては、心が弱っていたり体が疲れていたりすればなおさら風当たりは強く感じ、自分はだめだと思い込むループに陥ってしまいます。

でも決して、「自分は普通じゃないんだ」「女として劣っている」なんて、考えないでほしいです。それに、もちろん産むことだけが女性の幸せではありません。

辛い情緒的な悩みは、不妊の大きな原因のひとつになってしまいます。

ハーバード大学（アリス・ドマー博士）がおこなった不妊女性を対象とした研究では、医学的治療だけを受けた人の1年以内の妊娠率が20％だったところ、心身のストレスを緩和する「マインド・ボディ・プログラム」を受けた女性では何と55％に妊娠率が上がり、そしてサポートグループに参加した女性でも54％に向上したという結果が報告されています。

その他にも、アメリカの有名な不妊治療センター「ボストンＩＶＦ」がおこなった研究では、ストレス管理プログラムに参加しなかった女性よりも参加した女性の妊娠率は、１６０％も向上していたそうです（2回目の体外受精周期の前または最中の方が対象）。

不妊の問題が特にない女性を対象におこなった研究でも、ストレスレベルが高いことを示す、唾液に含まれる酵素「αアミラーゼ」が上昇していた女性では、そうでない人より妊娠に時間がかかったことが報告されています。

不妊とストレスの関係

まだその詳しい解明はされていないようですが、ストレスが妊娠に影響を及ぼすことは確かではないでしょうか。

実際、長期間不妊治療をおこなっていた方達も、治療をやめると決断した後、少しほっと一息ついたところで、「不妊治療をやめた途端に自然妊娠した」「好きなことに没頭したり、旅行に行ったら自然妊娠した」という方達の話もよく聞きます。

妊娠も病気もしかり、ストレスがなくなったり、ストレスが減ったりすると、うまくいくものです。心（ストレス）の問題や根本的な原因を無視するのはよくありません。とことん向き合って何が自分にとって一番合うのか焦らず考えていくのがベストです。

前述の「マインド・ボディ・プログラム」の内容とは、「マインド・ボディ・テクニック」のことで、この「マインド・ボディ・テクニック」とは、お金もかからず自分でできる「呼吸法、イメージ法、思考法、マインドフルネス、ジャーナリング、瞑想、からだとつながる方法、コミュニケーションを向上させるテクニック」を推奨するものです。

お金をかけずにできるのは嬉しいですね。次は、そんなストレス解消に効果的な呼吸法に注目していきましょう。

呼吸法とひとくちに言っても、さまざまなやり方があります。わたしも実践している呼吸法をご紹介します。

呼吸の基本はロングブレス

息を深く、長く吐く。東洋に古来から伝わる養生の秘伝は「長い息は、長生き」と言われています。「一生の呼吸数は決まっている」のは、動物界でも当てはまるようです。たとえばハツカネズミ。

ハツカネズミは呼吸が早く、1分間に約60から200回くらいも息をしています（平常時のヒトでは、呼吸数約17～18回／分）。一般的に小動物は小さければ小さいほど、呼吸数は多く、心拍数が多い傾向があり、そうなると寿命も短いばあいが多いようです。

それに対して、陸上でもっとも長命といわれているゾウガメは200年以上も生き、呼吸も数分に1回という超ロングブレスです。

人間も同じように、静かな呼吸を意識するだけで長生きできるということかもしれません。

そして呼吸するときは丹田を意識することも大事です。

丹田とは「おへそ」の5センチ下に、生命エネルギーをつかさどる場所です。

・深く長く息を吐くとき→丹田に力を入れる
・深く長く息を吸うとき→丹田をゆるめる

丹田力を高めると、自立神経の働きも高められます。

しかもこの呼吸法をマスターすれば、普通の人の2・5倍もの酸素を吸収することができるようになると言われています。

まずしっかり「吐く」ことから始まり、吐ききれば息は自然に入ってきます。それが大事なポイントです。

現代人は特に、浅く短い呼吸をしている人が多いようです。それがイライラや不安感を招いてしまう一つの要因とされています。

逆に深い長い呼吸をするだけで、気持ちが落ち着き、指先もポカポカしたりなどしてくるのが不思議です。長息で心と体が変わっていくのを感じられたらいいですね。

幸せホルモン「オキシトシン」とは?

自分で感情やストレスをコントロールすることができれば、こんなにいいことはありません。

では、ストレスをコントロールするにはどうしたらいいのでしょうか。

その答えが「オキシトシン」です。オキシトシンには、ストレスを抑える作用があります。

オキシトシンは、呼吸法、瞑想、座禅、ヨガ、朝の光、夕陽を浴びる、鍼灸、足つぼ、アロマなどをすることで分泌が促進されます。そして人を愛したり愛されたり、優しくしたり優しくされたり、その他にもマッサージを受けるなども効果的です。

オキシトシン研究の第一人者、クリニック徳・院長の高橋徳先生は、「オキシトシンを出すのは五感に気持いいこと、楽しいことをする。後は人と交流をするというのがシンプルな二大法則」とおっしゃっています。

「病は気から」という言葉があるように、自分の気持ちを変えることであるいは前向きになることで自分の体にもいい変化が起こってくれるはずです。

すべてのストレスを避けることはできません。いかに受けたストレスに対処するか、緩和してあげるかが大事になります。

自分でできることを実践してみて、自分の体が求めているものを知ることから始めてみましょう。妊娠するのに必要なアプローチをたくさん知ることは重要なことです。

オリモノは大事な排卵バロメータ

わたしの排卵のタイミングを見極める方法は、オリモノの観察です。

断食後、無月経も克服し、無事予定日に来てくれるようになり、それから体が正常に戻ったおかげでオリモノの量の変化がわかるようになりました。そこで排卵日なのかどうか、オリモノを判断材料に使いました。

オリモノとは、子宮頸管から出ている粘液や膣の分泌物がまじり合ったもののことです。膣のうるおいを保ち、さらにはバイ菌などが子宮に侵入するのを防ぎ女性のカラダを守るために必要な働きをしてくれる大事なものです。

オリモノの量は女性ホルモンと密接に関係していて、月経周期に合わせて量の増減を繰り返していきます。通常、月経終了後にだんだんとオリモノは増えていき、排卵期にもっとも量が多くなります。オリモノの量が増える時期＝排卵期になります。

では、オリモノの見分け方を紹介しましょう。

タイミングを見るオリモノの特徴

月経期のオリモノは月経血と混じってわかりにくいことが多く、卵胞期のオリモノは水っぽくサラサラしています。排卵期のオリモノは卵白状で一番量が多いです。

生理の終わりごろからエストロゲンはどんどん増え始め、体が妊娠出来るよう準備をし始めている時期です。この時期のオリモノは生理周期の中でも最も量が多くなり、卵白のようなトロッとした状態のものになります。量は多いですが匂いはあまり強くないようです。

わたしのばあい、排卵日の5日前からオリモノに匂いはなく、粘り気がでて、かなり伸びるようになりました。排卵日より2日前には10センチ以上伸びました。前日もそのくらい伸び、さらにまったく切れません。ビヨンビヨンと伸びます。

一般的にもこの伸びる卵白状のオリモノは排卵日の2〜3日前に出ることが多いといわれています。そして黄体期になるとオリモノは量が減っていき、粘り気も少なくなっていきます。この粘り気のおかげで精子が子宮へ届きやすくなります。

わたしのオリモノチェックの方法

トイレに入ったとき、下着についたものを手に取って調べました。パンツについたオリモノ、またはティッシュで拭きとる時に伸びてついてくるので、指でつまんでどれくらい伸びるか確認します。経血コントロールしている方なら、排尿後にオリモノも一緒に出てくると思いますのでその時に試してみてください。

それ以外の方法としては、水に入れて溶けるかどうかを見るやり方もあります。排卵期の卵白状のオリモノは、他の時期のオリモノとは違って〝水に溶けにくい〟という性質があります。ただ、卵白状のオリモノも排卵期に誰でも出るワケではないので、排卵期に突入したことがわかる人もいれば、わかりにくい人もいます。オリモノの量にももちろん個人差があります。

市販の試薬「排卵検査薬」のばあいの目安

排卵の目安として、ＬＨ（黄体化ホルモン）の増加をチェックできる検査薬があります。

ＬＨが出始めてから約36時間経つと排卵するとされているため、反応が出た日と、その翌日は妊娠しやすい日となります。

とはいえ、卵子と精子が出会えるセックスのタイミングは、その2日間だけでもなさそうです。なぜなら、排卵した卵子が受精できる時間は約1日と短く、他方、精子は3～5日は生きているからです。

3～5日に1回以上セックスをしているカップルは、いつ排卵があっても精子が卵管で卵子を待っていることになるので、タイミング療法より効果的なのは間違いありません。妊娠を希望するのであれば、ぜひ3日に1回チャレンジがおすすめです。

その他、研究の報告データによると、排卵日よりももっとも妊娠しやすい日は排卵日の2日前という結果が出ています。

しかし、日本はこと性生活に関してはかなり消極的なお国柄です。

世界でみるセックスの回数の違い

日本人はセックスに対して世界の中ではかなり消極的ということがはっきりわかるおもしろい調査があります。

それは、イギリスの大手コンドームメーカー、デュレックス社が世界41ヶ国での「世界各国のセックスの頻度と性生活満足度2006」という調査です。

何と日本人は、調査している国の中では、セックスの回数は41ヶ国中41位の最下位だったのです。そしてセックスの満足度も24％と下から2番目という結果でした。

日本人の頻度は少なそうとは元より想像はしていましたが、圧倒的な差をつけて最下位とは、満足度もさることながら、衝撃的な数字ですね。

なお、1位はギリシャで1年に138回、2位はクロアチア134回、3位はセルビア・モンテネグロで128回、4位はブルガリア127回、5位はチェコとフランスが120回で同率となり、日本は何と最下位で45回でした。

1位のギリシャとは、1年の間にするセックスの回数が93回も違います。

日本人は、平均ですが、1ヶ月4回弱ほどしかしてないことになります。

わたしたち日本人は他の国と比べると極端に回数が少ないですし、満足もしてない人が多いということです。

基本的にセックスの回数が少なければ、妊娠のチャンスも少なってしまうのは必然です。やはり子どもを望むなら、シンプルな解決策は、セックスを増やすこと。

まずはその原点に振り返り、もっとパートナーと向き合う。そして愛のあるセックスにもっと励むことから始めてみましょう。

実はセックスがあまり好きではない女性が多い理由

セックスを共によいものにするために必要不可欠なこと、それは何でしょうか？

もちろん相手を思いやり、お互いの性感帯を知ることも大切ですが、その前に日本人のわたしたちがセックスに満足していないと考えられる理由のひとつとして、「性交痛」は心当たりないでしょうか？

「性交痛」は思っている以上に深刻な問題です。「性交痛」の原因は、膣の乾燥や感染症、疲労・ストレスなどで免疫力が低下していることなど、様々な要因があります。また、原因のひとつに、子宮が直腸や骨盤壁など周辺の臓器とくっついてしまうこともあるようです。セックスや排便をするときには子宮や直腸も動きます。そのときに癒着してしまっている状態だと、嫌な重い痛みを感じるようになってしまいます。

子宮内膜症のばあいも性交痛の原因になります。子宮内膜症は不妊の原因の要素のひとつです。この性交痛があると、痛いためセックスをすることが億劫になってしまうのは当たり前です。

性交痛を感じている人は、まずは検査を早めに受けて自分の身体について知ることが大事です。万が一深刻なばあいは手術が必要なこともあることでしょう。

しかし生活習慣を見直し、体の根本を改善していけば、セックスも心から楽しむことができるようになると思います。セックスをすることはオキシトシンを出すのにもっとも有効的です！　でも形式的ではオキシトシンは出ませんよ。

セックスに痛みを感じず、２人で心から楽しむことができたら、自然と回数も増えていくことでしょう。

自分に合った方法を見つけ出すことがいちばん

この本を通してわたしが伝えたかったことは、どんな治療法や健康法であっても、万人に合うわけではないということです。それは断食も例外ではありません。これさえやれば、食べさえすれば妊娠できるという〝魔法〟はありません。

しかし万能ではないながらも、わたしは断食に秘めた力を感じています。

いろいろ調べていくうちに、「断つ」ということの大事さに気づきました。

わたしたち人間が生きるために本質的に必要なことが、「断つ」ことから始まるのではないかと思うようになりました。

日本はもちろん、世界中が、遺伝子組み換え食品や、添加物、農薬、化学物質など、食をとりまく問題は山積みです。

食の事実を知ると「何を食べたら良いのかわからない。何も食べられなくなる……どの情報を信じたらいいんだ……」と怖くなります。

わたしも最初はそうでしたが、今は何でも食べるようになりました。

極端な考えになっていろいろやってみた経験から学んだことは、極端が最も危険だということです。ストレスがたまるくらいなら、無理に「自然」を追求するのは、本末転倒になると強く思います。

インターネットの普及により、誰もが多くの情報を入手できる時代です。

情報が溢れかえっているからこそ、情報に振り回されるのではなく、自分自身で見極め、自分で考えることが大切です。

人それぞれ考え方も価値観もやり方も自分に合うものも違います。

本書も絶対ではありません。

妊娠のチャンスを少しでも増やすために、無理なく続けられることを、自分の生活に取り入れてみてください。

きっと、あなたらしい、「妊娠しやすい生活」にシフトチェンジできるはずです！

あとがき

本書には「断食」プラス「少食のススメ」や、「妊娠しやすい生活」のための方法論や必要なことがぎっしり詰まっています。

本書で紹介する原則は実践もしやすく、からだへの負担もありません。

不妊に悩む女性、男性だけでなく、現在元気に日々過ごされている方にもおすすめしたいことばかりです。

子どものためだけではなく、自分のため、そして大事な人のために。

好きなことをして笑顔で暮らせるように、からだづくりが大切です。

がまんし、言われるがまま進んでいく不妊治療より、自分で努力できる喜び。

男性も女性も自分の力を信じてほしいです。

まずは夫婦で断食！　これが妙法です。

せっかくなら、１人より２人で。

夫婦でやるほうが、つらくても乗り越えられるし、励ましあえます。

妻だけからだづくりをしても、夫の方に問題があれば子どもはできません。

そして何より、２人でやるほうが断然楽しく、絆も深まり、効果も倍増まちがいなし！

２人でやれば、１人が食事をしているところを羨ましそうに見ることもないですし、自分は食べないのに、わざわざ１人分のために料理する手間も時間も短縮できるというものです。

何といっても、断食を終えたときの爽快感、達成感を２人で共有できることはかけがえのない体験になります。

不妊のつらさも一緒に乗り越え、断食で味わう大きな感動を共有する。

そしてさらに新たな仲間（家族）が増えたとき、新たなスタートを切ったとき、もちろん生きていれば様々な困難もあります。

しかし同じ体験を共有することで、乗り越えられる強さも手に入れられることでしょう。

「夫婦で仲良く断食！」ワクワクしませんか？　これを読んだらやらずにはいられないはずです。２人目不妊で悩まれている方も何のその。断食して、本書にならって日々の体づくりをしておけば怖いものなしです。

さぁ、さっそくあなたも始めてみませんか？

最後に、今回の出版で、このような貴重な機会、チャンスをいただけた尊敬する船瀬俊介氏に感謝いたします。

このわたしの思いを具体的に書籍として導いてくださり、実現にご尽力いただいた編集担当の水野宏信氏、花伝社社長平田勝氏に心からお礼を申し上げます。

もちろん本書を手にしてくださった皆様にも感謝申し上げます。

そして常にわたしのことを一番に考え、サポートし、心の杖、灯りになってくれた最高のパートナーの夫に、心からの感謝を。


不妊と戦い、悩み、本書と偶然出会い、手にしてくださった皆様にも奇跡が起こることを心から願っております。

「断食で妊娠しやすい体づくり！」

「高価な不妊治療よりまずは断食！」

「断食で明るく、楽しく、おもしろく！」

「断食で、やったゾ！　できたゾ！　かわいい子‼」

「さあ！　夫婦で子づくり断食！」

これらを合言葉に妊活、不妊治療を楽しく、ハッピー♪にしてください。

この本が必要としている少しでも多くの方々に届き、何らかのお役に立つことができれば、このうえない幸せ、喜びです。

皆様の笑顔を心から念願してあとがきとさせていただきます。

すべての皆様に「ありがとうございます」。

正木ひろこ

参考文献

『［原本］西式健康読本』西勝造著、早乙女勝元 解題（農文協）
『断食のすすめ――心とからだの完全健康法』寺井嵩雄、桜木健古共著（柏樹社）
『断食（絶食）少食のすすめ――慢性病・成人病にみる驚異の実績』日本綜合医学会編（文理書院）
『薬のいらぬ健康法――健康・美容・難病治療の自然食と断食療法』中川雅嗣、寺島文夫共著（文理書院）
『断食療法がわかる本』鄧馨中著、寺井高雄監修（同友館）
『奇跡が起こる半日断食』甲田光雄著（マキノ出版）
『健康養生法のコツがわかる本』甲田光雄著（三五館）
『プチ断食健康法――やせる、きれいになる、病気が治る』石原結實著（ＰＨＰ文庫）
『「体を温める」と病気は必ず治る――クスリをいっさい使わない最善の内臓強化法』石原結實著（三笠書房）
『修道院の断食――あなたの人生を豊かにする神秘の７日間』ベルンハルト・ミュラー著、ペーター・ゼーヴァルト編集、島田道子訳（創元社）
『３日食べなきゃ、７割治る！』船瀬俊介著（三五館）

『夫婦で楽しむ、ファスティング入門』山田豊文、船瀬俊介共著（三五館）
『脳がよみがえる断食力』山田豊文著（青春出版社）
『死ぬまで元気に生きるため七つの習慣――自然的生活のすすめ』山田豊文著（山と渓谷社）
『「食べること、やめました」1日青汁1杯だけで元気に13年』森美智代著（マキノ出版）
『「強い体」をつくる食べ方』内海聡著（あさ出版）
『週1断食で万病が治る――週1日、2食抜くだけ！』三浦直樹著（マキノ出版）
『不妊治療を考えたら読む本』浅田義正、河合蘭共著（講談社ブルーバックス）
『妊娠しやすい食生活――ハーバード大学調査に基づく妊娠に近づく自然な方法』ジョージ・E・チャヴァロ著、ウォルター・C・ウィレット著、パトリック・J・スケレット著、志馬千佳監修、細川忠宏訳（日本経済新聞出版社）
『強くて利口な精子の育て方』押尾茂著（三五館）
『男を維持する「精子力」』岡田弘著（ブックマン社）
『不妊ストレスにさようなら――幸せな妊娠力を高めるマインド・ボディ・テクニック』バーバラ ブリッツァー著、久保春海監修、中里京子訳（創元社）
『30代までに絶対に知っておきたい卵子の話』金谷美加著（WAVE出版）
『自律神経を整えてストレスをなくす――オキシトシン健康法』高橋徳著（アスコム）
『50才で赤ちゃんを！――不妊治療の常識の向こう側』小杉好紀著（小学館）

『本当は怖い不妊治療』草薙厚子著、黒田優佳子監修（ＳＢ新書）
『［最新版］家庭でできる食品添加物・農薬を落とす方法』増尾清著（ＰＨＰ）
『間違いだらけの食事健康法――現代人が「慢性病」を抱えた理由』（知りたい！サイエンス）崎谷博征著（技術評論社）
『無病法――極少食の威力』ルイジ・コルナロ著、中倉玄喜編訳、解説（ＰＨＰ）
『玄米発酵食品で赤ちゃんができた――食の改善で不妊を克服した人たち』伊藤弘毅著（地湧社）
『牛乳はも〜いらない!!』真弓定夫監修、桜多吾作構成・漫画（美健ガイド社）
『三石巌全業績7――ビタミンＥのすべて』三石巌著（現代書林）
『「脱パンツ睡眠」がなぜ健康にいいのか？』丸山敦士著（笠倉出版社）
『ウソをつく化粧品』小澤貴子著（フォレスト出版）
『家庭でできる自然療法――誰でもできる食事と手当法（改訂版）』東城百合子著（あなたと健康社）
『うつ・パニックは「鉄」不足が原因だった』藤川徳美著（光文社新書）
『希望のイチゴ』田中裕司著（扶桑社）
『長生きできて、料理もおいしい！すごい塩』白澤卓二著（あさ出版）

参考サイト

・松林秀彦（生殖医療専門医）のブログ
https://ameblo.jp/matsubooon/entry-11441531659.html
・不妊治療　田中裕規のファスティング・断食で究極の自然療法妊活
http://n-lab.co.jp/fasting/fasting7

コラム参考文献

『健康生活大全――合本』西勝造著（西会本部）
『自然お産のすすめ――西式お産17人の体験集』甲田光雄監修、すこやかな子供を育てる勉強会編集（春秋社）
『マンガでわかる「西式甲田療法」一番わかりやすい実践入門書』甲田光雄、赤池キョウコ共著（マキノ出版）
『[新装版］断食の教科書』森美智代著（ヒカルランド）

正木ひろこ（まさき・ひろこ）
1983年愛知県生まれ。美容師兼ライター。結婚後、夫婦でメキシコに渡る。帰国後、無排卵・無月経になってしまい不妊症となる。
不妊治療のため、断食や少食、その他独学で西式甲田療法などを実践し、クスリに頼らず、不妊症を見事克服。現在も日々の生活に半日断食を取り組み実践している。以前はラジオコメンテーターとしても活動、断食などについても語っていた。食と健康に関するサイトの運営もしている。

断食で子どもができた！――がんばりすぎない“奇跡”の不妊克服法

2017年11月25日　初版第1刷発行

著者 ――― 正木ひろこ
発行者 ―― 平田　勝
発行 ――― 共栄書房
〒101-0065　東京都千代田区西神田2-5-11出版輸送ビル2F
電話　03-3234-6948
FAX　03-3239-8272
E-mail　master@kyoeishobo.net
URL　http://kyoeishobo.net
振替 ――― 00130-4-118277
装幀 ――― 生沼伸子
本文カット― 平田真咲
印刷・製本― 中央精版印刷株式会社

ISBN978-4-7634-1082-5 C0077